🌸 맛있는 밥 드시고,
100세까지 건강하고 활기차게 사십시오.

_____ 님께

_____ 드림

치매박사 박주홍의

밥이 치매를 이긴다

◇ 당신은 언제나 옳습니다. 그대의 삶을 응원합니다. - 고려원북스

밥이 치매를 이긴다

초판 1쇄 2018년 11월 15일

지은이 박주홍
펴낸이 설응도   편집주간 안은주
영업책임 민경업   디자인책임 조은교

펴낸곳 고려원북스

출판등록 2004년 5월 6일(제2017-000034호)
주소 서울시 서초중앙로 29길(반포동) 낙강빌딩 2층
전화 02-466-1283   팩스 02-466-1301

문의(e-mail)
편집 editor@eyeofra.co.kr
마케팅 marketing@eyeofra.co.kr
경영지원 management@eyeofra.co.kr

ISBN : 978-89-94543-84-0 13510

치매박사 박주홍의

밥이 치매를 이긴다

한의학박사·의학박사·보건학석사
박주홍 지음

(주)고려원북스

民惟邦本 食爲民天

백성은 나라의 근본이요, 밥은 백성의 하늘이다.

－ 세종대왕

  밥이 하늘이고 밥이 목숨이었던 시절이 불과 300년 전입니다. 지금도 한 끼를 굶으면 짜증이 나고, 두 끼를 굶으면 인성이 바뀌고, 세 끼를 굶으면 기절합니다. 밥은 잠에서 내 몸을 일깨우고, 내 피와 살을 만드는 귀한 음식입니다.

  그런데 안타깝게도 우리는 지금 극도로 밥을 먹지 않는 시대에 살고 있습니다. 그나마 먹는 한 그릇 남짓의 밥도 마지못해 먹는 사람들이 많습니다. 그러나 밥은 우리 삶을 유지하는 음식의 기본입니다. 기본이 무너진 뒤에 다른 것이 제대로 된다는 말을 들어본 적이 없습니다. 밥을 제대로 먹어야 치매 예방도, 다이어트도, 건강도 현실이 될 수 있습니다.

한 설문조사에 따르면 지금 한국인들은 일주일에 평균 10번의 식사를 하며, 그중 밥은 6~7번, 면과 빵은 3~4번을 먹는다고 합니다. 삼시 세끼 꼬박 밥을 챙겨먹는다는 것은 이제 옛말이 되었습니다. 서글프게도 이런 분들이 '삼식이'로 비하되기까지 하는 세상입니다. 지금은 입안 가득 육즙이 퍼지는 고기를 먹고 달달한 후식과 고소한 빵으로 살아가는 세상이 되다 보니 '밥심'으로 산다는 말은 어쩐지 새마을 운동 때의 구호처럼 촌스럽기만 합니다.

우리는 보통 "밥맛이야!"라는 말을 "재수 없다."는 의미로 사용하는데, 얼핏 듣기로는 밥 자체가 대단히 부정적인 의미를 가진 것 같습니다. 하지만 실제로 이 말은 "그렇게 꿀맛 같은 밥맛이 뚝 떨어진다." 라는 표현을 줄인 것입니다. "꿀맛, 뚝 떨어진다." 등의 표현이 생략되고 '밥맛' 두 글자로 축약되어 사용되고 있습니다. 그러니까 실제로 밥맛은 '재수 좋고 맛있는' 최고의 상태를 표현하는 단어인 셈입니다.

그럼에도 밥맛을 볼 기회는 점차 줄고 있습니다. 쌀 소비량이 줄게 된 결정적인 원인은 먹고사는 문제가 걱정 없는 대단히 풍요로운 시대가 왔으며, 현대인의 입맛도 그에 따라 지극히 간사하게 변했기 때문입니다.

간단하게 차려먹는 것을 선호하게 되면서 쌀, 김치, 장류 등을 식탁 위로 올리는 한식은 뭔가 거창하고 부담스러워졌고 빵, 시리얼, 파스타, 라면 등 밀가루 음식과 고기, 햄과 같은 서양식 식단이 그 자리를 차지했습니다. 쌀을 먹는 경우도 삼각 김밥이나 컵밥처럼 단순한 형태로 바뀌었습니다.

최근에는 바쁘다는 지상 최대의 핑계를 바탕으로 아침밥을 거르는 사람들이 늘어나면서 밥상의 소비 규모마저 줄어들었습니다. 간편식을 선호하는 1인 가구가 증가하면서 쌀 소비 감소 추세에 힘을 보태고 있는 것입니다.

통계청의 〈양곡 소비량 조사〉 결과에 따르면 2015년 우리나라 국민 1인당 쌀 소비량은 62.9kg까지 감소했다고 합니다. 참고로 1985년 국민 1인당 쌀 소비량은 128kg이었습니다.

단순히 쌀 소비량만 줄었다면 시대의 흐름이니 어쩔 수 없다고 하겠지만, 쌀이 줄면서 성인병 발병률이 계속 높아지고 있으니 걱정입니다. 밥과 성인병 사이에 아무런 연관이 없다고 단정할 수 없는 상황입니다.

아무래도 밥 중심으로 식단을 짜면 채식 섭취량이 많아지고 육식이나 기름진 음식의 섭취는 다소 줄어들게 됩니다. 여기에 적절한 운동을 병행하면 당연히 성인병 예방에도 도움이 될 것입니다.

밥을 많이 먹으면 살이 찐다는 편견을 바꾸는 노력도 필요합니다. "밥 좀 그만 먹어라!"라고 하지만, 밥이 무슨 죄가 있겠습니까? 무엇이든 많이 먹으면 살이 찝니다. 오직 밥의 주성분인 탄수화물만이 비만을 유발한다는 건 잘못된 상식입니다. 밥이 가진 탄수화물은 소화 시간이 길고 포만감을 주어 오히려 체중 조절에 도움을 줍니다. 여기에 콩이나 잡곡을 섞어 밥을 지으면 영양 균형도 좋아지고 건강하고 날씬한 몸매도 유지할 수 있습니다. 특히, 아침밥을 챙겨 먹는 것이 중요합니다.

전 세계적으로 치매라는 질병은 큰 걱정거리입니다. 미래 국가의 주도권은 치매를 막는 나라가 가질 것이란 말이 있을 정도입니다. 또한 미래는 음식 전쟁의 시대가 될 것이라고도 합니다. 식량을 만들고 지키는 것은 물론 영양과 건강까지 생각한 음식의 개발이 국가의 운명을 결정짓는다는 것입니다.

지금 우리에게 중요한 것은 제대로 된 건강한 식생활을 통해 건강한 국가를 만들어 다음 세대까지 물려주기 위한 범국민적인 노력입니다. 지금까지 치매를 예방하기 위한 많은 노력들이 있었습니다. 이제 저는 음식을 통한, 구체적으로는 밥을 통한 치매 예방의 길을 생각해보는 시간을 가질 필요가 있다고 말하고 싶습니다.

내가 먹는 음식이 내가 누구인지를 결정하고, 우리 경제가 튼튼하게 되는 기초가 되며, 미래 대한민국 구성원의 건강한 삶을 책임진다는 생각이 이 책을 만들어냈습니다. 부디 좋은 음식을 드시고 치매 없는 행복한 삶을 사시길 바랍니다.

2018년 11월
치매 없는 행복한 세상을 바라며
한의학박사 · 의학박사 · 보건학석사 박주홍

Part 03. 밥이 되는 쌀, 잡곡, 콩 이야기

Part 04. 밥과 궁합이 좋은 식재료

Part 05. 밥의 변신, 죽 · 식혜 · 선식

● 참고문헌

Part 01

밥의
재발견

우리 민족에게 쌀은 오랜 역사를 함께해온 공동체의 근간이며 동반자였다. 그런데 이런 쌀이 지금 어려움을 겪고 있다. 소위 '살찌는 흰밥'이라는 영양학적 오해와 더불어 재고 누적, 소비 감소, 수입 개방 등의 문제가 심화되고 있기 때문이다. 오해받고 있는 쌀의 영양학적 가치에 대한 재평가가 필요한 시점이다.

2017 양곡연도(2016년 11월~2017년 10월) 기준, 1인당 연간 쌀 소비량은 59㎏ 정도다. 쌀 소비가 최대치에 달했던 1970년 기준(373.7㎏)으로 본다면 온 국민이 극심한 다이어트라도 하는 것처럼 느껴질 정도이다. 이렇게 쌀 소비가 허리띠를 졸라맬 때 면류나 고기류 등 다른 식품들의 소비는 급격히 증가했다.

식생활이 급속도로 서구화되면서 전통 식단은 촌스럽고 서구 식단은 세련되었다는 잘못된 인식이 확산되기 시작했고 밥은 그야말로 찬밥 신세로 전락했다. 입맛이 크게 변해 빵뿐 아니라 우유, 유제품, 고기류의 소비가 증가한 것이 가장 큰 이유라 할 수 있다.

게다가 탄수화물을 '건강의 적(敵)'이라고 생각해 모든 탄수화물 식품을 기피하는 사람들이 늘고 있다. 하지만 탄수화물을 무조건 배척하는 것은 옳지 않다. 하루 먹는 영양소의 약 70% 정도는 탄수화물이 차지해야 할 정도로 우리 몸에 중요한 영양소이기 때문이다. 몸과 장기가 움직일 때 쓰이는 에너지를 공급하는 것이 바로 탄수화물이다. 특히 뇌와 적혈구는 오로지 탄수화물만 에너지원으로 쓴다. 해로운 탄수화물과 건강한 탄수화물을 구분하는 지혜가 필요하다.

🍚 밥은 왜 버림받았는가?

보약에 감초가 빠질 수 없듯이 밥은 우리 민족의 밥상에서 빼놓을 수 없는 주식이다. 그래서 한국인의 식사는 너무도 당연하게 '떡'상도 '빵'상도 아닌 '밥'상이다. 우리 모두는 "한국인은 밥심으로 산다." 는 말을 들으며 성장했다.

그러나 요즘은 이 말이 점점 무식하거나 촌스러운 표현으로 사용되고 있다. 맛난 밥상의 출발점은 잘 지은 밥이라고 할 수 있지만, 지금은 밥 본연의 맛에는 무관심한 세상이 돼버렸다.

1970년대에 비해 곡류 섭취량은 60% 감소했고, 그중 쌀 소비는 70년대에 비해 68% 수준으로 감소해서 전체 곡류 소비 감소를 주도하고 있다. 반대로 밀가루 소비는 267%나 증가했다. 특히 이런 현상은 20~30대 젊은 층에서 두드러진다.

청소년들의 쌀 섭취량이 40~50대보다 낮은 현상은 당연할지도 모른다. 젊은 연령층일수록 쌀에 대한 선호도가 떨어지기 때문이다. 식단의 변화는 가정에서도 쉽게 엿볼 수 있다. 밥과 국이라는 안정적인 식단이 붕괴되고 그 대신 빵과 음료, 혹은 시리얼과 우유, 토스트의 섭취율이 비슷한 비중을 보일 정도이다. 밥상이 한켠으로 밀려나고 밀가루나 빵을 위주로 한 식단이 자리 잡았다. 점심이나 저녁보다는 아침식사를 빵 위주로 하는 경우가 많고, 남성보다는 여성이 빵을 선호하는 비율이 높다.

2017 양곡연도(2016년 11월~2017년 10월) 기준으로 1인당 연간 쌀 소비량은 59.6kg이다. 쌀 소비량이 최대치에 달했던 1970년(373.7kg) 이후 계속 하락 중이다. 대신 면류나 고기류 등 다른 식품들의 소비는 급격히 늘었다. 2015년 기준 1인당 육류 소비량은 47.6kg으로 1970년의 5.2kg 대비 9배 이상 증가했고, 우유 소비량은 77.6kg으로 1970년의 1.6kg과 비교하면 50배 가까이 증가했다. 식생활이 빠르게 변하고 있는 것이다.

현대인들의 바쁜 일상과 1인 가구의 증가로 밥과 반찬을 한상 차려서 느긋이 먹는 것보다는 간단하게 먹는 것을 선호하게 되면서 쌀, 김치, 장류 등 한식보다는 빵이나 시리얼, 파스타 등 밀가루 음식과 고기, 햄과 같은 서양식 식단이 인기를 끌게 되었다. 최근에는 아침밥을 거르는 사람들까지 늘어나면서 쌀의 소비 규모는 더욱 줄었다. 맛있는 '집밥'이 사라지고 있는 것이다.

갓 지은 따끈한 쌀밥에 보글보글 끓인 된장찌개는 각 가정의 일상적인 저녁식사 풍경이었지만, 지금은 밥을 짓거나 요리하는 일이 아주 드물게 하는 특별한 날의 이벤트이거나 귀찮은 행위가 되었다.

주중에는 부부가 모두 늦게 퇴근하기 때문에 집밥을 먹을 기회가 없는데다가 주말은 대부분 외식이나 배달음식으로 식사를 해결하고 있다. 혼밥족으로 대표되는 1인 가구의 경우, 아예 가스레인지가 없는 집도 많다. 조리 기구로는 전자레인지 정도가 마련되어 있어 편의점 등에서 구입한 간편식을 데워 먹으며 끼니를 때운다.

편의점 도시락은 학생부터 직장인까지 주머니가 가벼운 사람들의 한 끼를 해결해주며 폭발적인 성장세를 보이고 있다. 성인남녀 하루 평균 외식비(8,300원)의 절반도 안 되는 비용이라 경제적 부담이 적을 뿐만 아니라, 업계의 경쟁으로 양과 질이 개선되면서 든든한 한 끼 식사로 선택하는 고객들이 늘어났기 때문이다.

그나마 최근 수년간 부진했던 쌀 소비가 늘어난 배경은 1인 가구를 겨냥한 소포장, 고품질 쌀 상품 판매 증가와 도시락, 간편식의 인기에 힘입은 것으로 보인다. 편하기는 하지만 정석(定石)은 아니다.

직접 식재료를 구입해 조리하고 식사하는 전통적 식문화가 각자의 상황 및 환경에 따라 유연하게 끼니를 해결하는 행태로 변화하는 것은 피할 수 없는 현실이다. '간편하면서도 맛있고 배부르게' 식사하려는 사람들의 니즈는 너무나 당연한 것이다. "해 먹는 게 더 맛있고 싸다."는 말은 이제 "사 먹는 게 더 맛있고 싸다."는 말로 바뀌었다. 사람들이 간편식을 선호하는 이유는 편리성 및 가성비(46%), 건강과 영양(37%), 새로운 경험 및 성취감(10%)으로 파악되었다.

그리고 빠르게 변하고 있는 식문화 속에서 소위 '살찌는 흰밥'이라는 영양학적 오해는 여전히 존재한다. 냉정하게 말해서, 쌀은 점차 우리 밥상에서 멀어지고 있는 것이다. 밥이 곧 주식이란 공식이 깨지고 쌀이 외면당하는 현실이다. 과연 쌀이 건강을 해친다는 것이 진실일까? 밥을 주식을 하지 않더라도 우리의 건강에 아무런 문제가 없을까? 이 질문에 대한 정답을 찾기 전까지 쌀 소비량은 계속 줄어들 것이다.

🍚 다이어트하면 밥부터 굶는 현실

많은 사람들이 1년 365일 살과의 전쟁을 치르고 있다. 세상 모든 사람들이 다이어트하는 날이 '내일부터'라는 우스갯소리도 있다. 그 내일부터 살을 빼는 방법은 백인백색(百人百色)으로 달라도 다이어트를 하는 사람이라면 공통적으로 하는 행동이 있다. 바로 당장 '밥'을 반 공기로 줄이거나 아예 먹지 않는 것이다. 이처럼 쌀은 체중 증가의 주범이며, 영양가 없는 탄수화물 덩어리로 지탄받고 있다. 다이어트를 방해하는 악의 축에 가깝다. 밥이 무슨 죄가 있는가.

대부분의 사람들이 깨작깨작 하루 한 끼 정도만 밥을 먹고 나머지는 면, 빵, 고기, 술, 군것질로 때우면서 "이렇게 밥을 안 먹는데 살이 왜 안 빠지지?"라는 말을 너무나 자연스럽게 한다.

식사가 곧 밥이고 주식이니 당연히 밥을 많이 먹고 있다고 생각하겠지만, 실제로 우리는 살이 찔 만큼 밥을 많이 먹고 있지 않다. 열이면 일고여덟 명은 사흘의 아홉 끼에서 밥을 먹은 횟수가 고작 서너 끼 정도였을 것이다.

다이어트에 가장 좋은 식품으로 추앙받는 것은 단연 단백질이다. 반면에 탄수화물 중독이라는 말이 생길 정도로 탄수화물은 안 좋은 영양소로 인식되고 있다. 그런 탄수화물의 대표적인 음식이 바로 밥이다.

밥에 대한 이러한 편견이 사실일까? 우리가 언제부터 살 때문에 고민하기 시작했는가? 이에 대해 숙고해본다면 밥 때문에 살이 찐다는 생각에 모순이 있다는 것을 쉽게 알아챌 수 있다. 실제 사람들이 살이 찌기 시작한 것은 귀에 못이 박히게 들어온 '서구식 식습관' 때문이지 밥 때문이 아니다. 밀가루나 육류, 유제품 등의 섭취가 늘어나고 외식문화와 패스트푸드, 야근, 회식 문화와 야식 배달 시스템이 발달하면서부터란 얘기다. 예전엔 밥을 많이 먹어서 살찐 사람이 없었다. 살이 찌는 건 밥을 먹어서가 아니라 밥 대신 먹는 고기와 밀가루 음식들, 그리고 거기에 들어간 다량의 당분 때문이다.

자신을 구박하고 학대하면서 밥은 적게, 단백질 식품은 많이 먹는 저탄수화물 다이어트나 한 가지 식품만 먹는 원푸드 다이어트로 뺀 살은 눈속임에 불과하다. 체지방이 아닌 몸속 수분이 빠져나가 일시적으로 체중이 줄어든 것처럼 보일 뿐이기 때문이다. 그리고 설사약까지 써서 살을 뺐다고 해도 그런 상태로 평생을 살 수는 없는 노릇이다. 제 아무리 살 빼는 데 효과적인 식품이라도 한 가지 식품만 평생 먹고 살 수는 없지 않은가.

또한 섭취하는 칼로리만 제한한다고 해서 결코 살이 빠지지 않는다. 칼로리는 살이 찌는 원인 중 하나에 불과하기 때문이다. 혈액과 호르몬이 막힘없이 순환하고 체내의 각 기관들이 활발히 움직이는 건강한 상태, 활기차고 에너지를 건강하게 연소시키는 몸이 되어야만 살이 찌지 않는다.

실제로 밥을 굶고 다이어트를 하는 사람들이라면 누구나 한다는 '아침밥 안 먹기'는 시간이 지날수록 기름진 음식을 더 먹고 싶게 만들고, 충동적으로 간식을 찾게 함으로써 오히려 다이어트에 역효과를 가져온다. 폭탄을 키워서 돌리는 식에 가깝다. 아침식사는 뇌의 자기조절 중추인 안와전두피질(orbitofrontal cortex)의 기능을 강화시켜 자기 통제력을 유지할 수 있도록 해준다. 또한 냄새 맡고 맛보는 과정을 통해 쾌감을 증강시켜서 조금만 먹어도 포만감을 느끼도록 만든다. 과연 어느 쪽이 더 나은 선택일까? 발상을 바꿔서, 지금보다 밥을 더 많이 먹으면 더 쉽게 살을 뺄 수 있지 않을까? 밥 대신 다른 것을 먹거나, 늦은 밤에 먹지 않는 것부터 시작해야 할 것이다.

미국의 듀크대 의대에서는 70년째 '쌀 다이어트 프로그램'을 운영하고 있다. 한 달 동안 참가자들에게 밥을 중심으로 한 식단을 제공한 결과, 여성은 8.6kg, 남성은 13.6kg 가까이 감량에 성공했다고 한다. 1년 후 참가자의 68%가 감량한 체중을 유지했다고 하니 밥이 죄가 없음이 입증된 셈이다.

호주 시드니에 거주하는 비만 환자를 대상으로 절반은 한식 식단을, 나머지 절반은 서양식 식단을 섭취하게 한 뒤 건강 상태를 점검한 결과, 한식을 섭취한 그룹이 체중과 허리둘레가 더 많이 줄었음이 확인되기도 했다.

쌀에 무슨 성분이 있어서 이토록 놀라운 체중 감량 효과가 나타나는 것일까? 사실 쌀(그리고 쌀로 지은 밥)은 단순 탄수화물이 아니라 '복합 탄수화물'이다. 그리고 비슷해 보이는 두 단어 사이에는 엄청난 차이가 존재한다.

탄수화물에는 포도당 두 개가 결합한 단순 탄수화물과 포도당이 복잡하게 결합된 복합 탄수화물이 있다. 단순 탄수화물은 섬유질이 적고 분해가 빨라 섭취하면 혈당이 급격하게 올라간다. 올라간 혈당을 내리기 위해 인슐린이 과다하게 분비되면 지방이 쌓이고 지방의 연소 작용을 돕는 호르몬의 분비가 억제된다. 이러한 단순 탄수화물은 설탕, 꿀, 초콜릿 등의 식품에 많이 들어 있다.

반대로 당이 복잡하게 얽혀 있고 섬유질이 많은 복합 탄수화물은 포만감이 오래간다. 또 포도당을 혈액으로 천천히 공급함으로써 에너지를 장시간 유지하도록 해준다. 소화기관에 들어가면 당의 연결고리를 끊는 과정이 오랜 시간을 두고 반복적으로 이루어지므로 소화에 걸리는 시간이 긴 것이다. 게다가 이 과정에서 또 칼로리가 소모되므로 다이어트에 최적이라 할 수 있다. 쌀은 바로 대표적인 복합 탄수화물 식품이다.

　세상에 밥을 많이 먹어서 살찐 사람은 없다. 최근 사흘 동안 당신이 먹은 음식을 떠올려보라. 토스트, 돈가스, 소주, 삼겹살, 파스타, 우유, 된장찌개와 밥, 김치찌개와 밥, 부대찌개와 밥, 라면, 맥주, 소시지, 튀김, 치킨, 자장면, 짬뽕, 칼국수 정도가 아닐까? 사흘 동안 총 아홉 끼 중에서 밥은 몇 번이나 먹었는가? 아홉 끼가 아니라 야식이나 2차, 3차를 포함해서 열두 끼라고 쳐도 밥은 고작 서너 끼 정도 먹었을 것이다. 주식이 쌀이니 당연히 밥을 많이 먹고 있다고 생각하지만, 우리는 밥 때문에 살이 찔 만큼 밥을 많이 먹고 있지 않다. 정작 살이 찌는 건 밥 대신 먹었던 다른 음식 때문이다. 밥이 그렇게도 만만한 호구였던가?

🍚 밥에 대한 오해와 진실

　솔직하게 말하자면 밥은 만만한 호구가 맞는 것 같다. 그렇게 많은 오해가 존재하지만 여전히 밥 때문에 살이 찐다면서 밥을 줄이라든가, 쌀밥을 많이 먹으면 당뇨병에 걸리기 쉽다는 등의 말이 지금도 상식처럼 회자되고 있는 것을 보면 말이다.

　건강 예찬론자들이 퍼뜨린 잘못된 정보 중 하나가 '흰 밀가루, 흰 설탕, 흰 밥은 건강을 위해 멀리해야 할 삼백식품'이라는 것이다. 물론 일부의 진실을 갖고 있는 말이긴 하다. 흰 밀가루, 흰 설탕, 백미의 공통점은 순도 높은 탄수화물 식품이란 것이다. 최근 저탄수화물 다이어트에 대한 관심이 높아지면서 식탁에서 이 세 가지를 멀리하는 사람들이 늘어났다.

그런데 탄수화물이라고 다 같은 탄수화물이 아니다. 앞에서 말한 것처럼 소화가 빠른 탄수화물과 소화가 느린 '복합' 탄수화물로 구분할 필요가 있다. 설탕은 소화가 빠른 탄수화물이어서 멀리하는 것이 맞다. 그러나 쌀은 소화가 느린 탄수화물로 건강을 위해 멀리할 이유가 없다. 오히려 소화가 빠른 탄수화물의 유혹을 이기기 위해 가까이해야 할 음식이다.

최근 밥이 비만과 당뇨, 성인병의 주요 원인이라는 오해가 일파만파 퍼지면서 탄수화물을 기피하는 사람들이 점점 더 늘고 있다. 또 쌀밥 위주의 식사가 당뇨병, 췌장암의 원인이라는 주장도 나온다. 별별 이야기들이 떠돌지만, 이는 분명히 사실이 아니다. 쌀 속에 들어 있는 전분은 혈당 상승을 방지해서 오히려 당뇨병 예방에 도움을 준다. 또 쌀 속의 식이섬유들이 혈중 콜레스테롤을 낮추고 장내 유해물질을 몸 밖으로 배출하는 작용을 한다.

쌀에는 아무런 영양가가 없다는 어마어마한 왜곡도 있다. 과연 탄수화물 말고 영양가라고는 하나도 없는 것일까? 쌀의 주성분은 당질이 맞지만 그 외 단백질, 지방, 조섬유, 필수 비타민과 무기질이 골고루 들어 있다. 특히 쌀의 당질은 복합 탄수화물로 우리 몸에 필요한 기본 에너지원인 포도당을 공급해준다.

포도당은 두뇌 발달에 필요한 필수 영양소이다. 쌀로 만든 미음을 아기의 이유식으로 쓰는 이유가 거기에 있다. 또 쌀의 단백질은 다른 곡물에 비해 단백가가 높고 소화흡수율도 좋다. 기본적으로 쌀에는 칼슘, 철, 칼륨 등 필수 무기질과 비타민 등 에너지 대사에 필요한 다양한 영양소가 있어, 먹기만 하면 아쉬운 대로 최소한의 건강은 챙길 수 있다.

흰쌀에도 79%의 탄수화물 이외에 7%의 단백질이 함유돼 있다. 쌀에는 필수 아미노산의 일종인 리신이 밀가루, 옥수수, 조보다 2배나 많고 몸에 흡수돼 활용되는 비율도 높아 질적인 면에서 식물성 식품 중 가장 우수한 것으로 평가 받고 있다.

흰 쌀밥이 정말 두렵고 불안하다면 쌀에 잡곡을 넣어서 먹으면 된다. 쌀이 영양적으로 우수한 식품이긴 하지만 백미를 만들면서 손실되는 부분이 있기 때문이다. 잡곡을 섞어서 먹으면 흰 쌀밥에 부족한 영양소를 보충할 수 있다. 꼭 어떤 잡곡을 넣어야 한다기보다는 자신의 입맛이나 상태에 따라 다양한 잡곡을 조합하는 창의적 레시피를 만들 수 있다.

다만 잡곡 중에는 식감이 거친 것들이 있으므로 씹어서 소화하기 어려운 소아나 노인, 환자라면 상태에 맞는 잡곡을 선택하고 쌀과 섞는 비율을 조절해야 할 것이다.

🍚 밥상의 주인은 밥이다

객(客)이 주인이될 수 없듯이 밥상의 주인은 당연히 밥(飯)이다. 흔히 우리 식문화를 탕반(湯飯)문화라 한다. 탕반문화란 국, 찌개, 조치(국물이 많지 않게 바특하게 끓인 찌개나 찜) 등의 국물 음식을 밥과 함께 먹는 식문화를 일컫는다. 이러한 국물 음식의 근저에는 수천 년 동안 우리 민족의 주된 식량이 되어온 쌀 문화가 있다. 충북 청원의 소로리 유적에서 무려 12,500년 전의 것으로 추정되는 볍씨가 출토된 것으로 보아 밥은 오랜 세월 동안 우리 민족의 주식이었다.

쌀은 인류가 석기를 사용하던 때부터 지금까지 생명 에너지의 원천이었다. 쌀은 밀, 보리와 함께 세계 3대 곡물 중 하나이다. 쌀을 주식으로 하는 인구는 전 세계인의 34%인 약 30억 명으로 추산된다.

쌀과 밀의 생산량이 거의 비슷한데 반해 압도적인 생산량을 보이는 것은 옥수수다. 그런데 세계 옥수수 생산량 중 3분의 2는 가축 사료로 쓰이고, 인간이 식용으로 하는 것은 8%에 불과하다고 한다. 그리고 그 식용 8%도 밥의 형태가 아니라 옥수수기름으로 가공되기 때문에, 결국 세계 최대의 곡물은 쌀과 밀이라고 할 수 있다.

세계 경지 면적의 약 20%가 논이며, 쌀은 인구 부양력이 커서 쌀을 주식으로 하는 지역은 인구 밀도가 높은 편이다. 쌀은 한국인의 밥 이전에 세계인의 주식이기도 하다. 밥 먹는 것이 결코 촌스러운 행위가 아니라, 오히려 글로벌 푸드라고 해도 과언이 아니다.

인류가 쌀을 재배하고 섭취한 지 벌써 1만 년이 훌쩍 지났다. 돌이켜 생각해보면 쌀이 그렇게 오랜 역사를 가지고 있다는 것은 그만큼 영양학적으로 우수하고, 먹어도 몸에 부작용이 없었다는 뜻이다. 당장 사계절이 있는 대한민국을 생각해보면 재배가 끊이지 않고 1만 회 이상 지속되어 왔다는 것이다. 2~3모작을 하는 태국 같은 나라는 3만 회에 가까운 재배를 했을 것이다. 그동안 인간들은 무슨 생각을 했을까? 선조들은 쌀에 대해 깊고도 많은 생각을 했을 것이고, 그 생각이 모여서 다양한 재배법, 개량법을 만들었을 것이다. 그리고 이를 통해 지금과 같이 다양한 품종과 식문화가 만들어졌다. 쌀을 매일 먹을 수 있도록 해준 도구, 재배 기술, 조리방법이 1만 년의 역사를 가지고 발전해온 것이다. 인간과 쌀은 문자 그대로 함께 공존하면서 발전해 왔다고 할 수 있다.

쌀 미(米)라는 한자를 파자(破字)해 보면 '八十八'이라고 할 수 있다. 쌀을 얻기 위해 88번의 손길이 필요하다는 의미를 담고 있다고 한다. 그만큼 쌀은 많은 노동력이 투입되어야만 재배가 가능하다. "빵은 길을 만들고 밥은 마을을 만든다."라고 하는 말은 쌀을 수확하기 위해서는 대가족 중심의 마을 공동체가 필요하다는 뜻을 담고 있다. 쌀 재배의 노동집약적 특성과 영양학적 완전성은 쌀을 먹는 민족이 '길' 보다는 '마을'을 이루도록 했다.

동양의학에서 우리 몸의 가장 중요한 에너지를 의미하는 '기(氣)'라는 한자 안에도 쌀 미(米)가 들어가 있어 사람의 원기를 만드는 원료는 역시 쌀임을 알 수 있다.

쌀의 원산지는 인도 동북부 아삼(Assam) 지방에서 중국 윈난(운남) 지방에 걸친 넓고 긴 평야지대로 추정되며, 벼의 종류도 세계적으로 약 3천 종에 이른다. 이 넓은 지역을 많은 종이 뻗어나가며 전파된 것으로 보인다. 그중의 한 갈래가 양쯔 강 하류로 뻗어나가 다시 북으로 전파되고 황하 유역을 거쳐 우리나라에 들어왔다.

우리나라는 부족국가 시대부터 벼를 재배하기 시작해 삼국시대에 철제 농기구가 보급되면서 생산성이 비약적으로 높아졌다. 이후 쌀 농사는 우리나라 남부지방을 비롯해 전국으로 확대되었고, 수자원이 풍부한 영남과 호남지방에서 활발하게 이루어졌다. 특히 조선시대에 이르러서는 쌀 이용이 절정에 달하여 떡, 술, 엿, 과자 등 쌀을 원료로 한 다양한 식품들이 개발되었다.

조선시대까지만 해도 조선인의 1인당 밥 소비량이 일본이나 중국보다 많았다고 전해진다. 일례로 중국에 다녀온 조선의 사신 홍대용이 "청나라의 밥그릇은 찻잔만 하더라."는 말을 남겼고, 일본에 다녀온 사신도 "왜에서는 한 끼에 쌀 3줌밖에 먹지 않더라."는 기록을 남 겼다.

조선의 밥 짓는 솜씨와 밥맛은 주변국들로부터 극찬을 받았다고 한다. 청나라 학자 장영(張英)은 12가지 조건이 맞아야 밥이 맛있다 는 〈반유십이합설(飯有十二合說)〉이라는 글을 썼는데 여기에 "조선 사람이 밥을 잘 짓는데 밥알이 부드럽고 기름지며 윤기가 흐른다." 는 내용이 담겨 있다. 〈규합총서〉에도 "밥 먹기는 봄같이 하고, 국 먹기는 여름같이 하고, 장 먹기는 가을같이 하고, 술 먹기는 겨울같 이 하라."는 말이 나온다.

누가 뭐래도 우리 민족에게 쌀은 단순한 식량 이상의 의미였고, 더불어 살아가는 생활 공동체의 근간이었으며 생명줄이었다. 또한 우리의 체력을 지탱해준 식량이자 영양소였다. 간장, 된장, 술, 감 주, 식초 등의 발효식품과 떡, 과자 등의 이름으로 오랫동안 우리 곁 을 든든히 지켜왔다.

한 민족의 소울푸드라 하면 해외여행 중에 현지 음식을 잘 먹고 즐기다가도 문득 생각나고, 먹고 싶고, 그 음식을 해 준 사람이 떠오 르는 그런 음식일 것이다. 그렇다면 우리의 소울푸드는 당연히 밥과 김치다. 밥 한 공기, 쭉 찢어서 먹는 김치, 보글보글 끓인 김치찌개, 구수한 된장찌개, 쓱쓱 비벼먹는 고추장 등 당장 입안에 침을 가득 고이게 만드는 음식들이 바로 민족의 정서를 반영하는 소울푸드가 아닐까?

굳이 밥이 아니어도 먹을 것이 많은 세상이 되었다. 다른 것은 몰라도 아침에 밥을 먹는 사람들은 분명 많이 줄었다. 브런치, 간단한 과일, 빵으로 식사가 대체되면서 쌀의 위상은 점점 줄어들고 있는 것이 사실이지만, 그래도 우리의 주식은 밥이고 밥상의 주인은 밥이다.

🍚 그렇게 먹고도 모르는 쌀의 우수한 효능

그렇다면 쌀이 외면당하는 세태가 과연 전 세계적으로 나타나고 있는 현상일까? 희한하게도 우리가 쌀을 홀대하고 있는 것과는 반대로 지금 미국에서는 '글루텐 프리'라는 이름으로 알레르기 없는 쌀을 최고의 건강식으로 꼽고 있다.

2015년 전 세계 쌀 소비량도 전년 대비 1.5% 증가한 4.82억 톤에 이르렀다. 지구 한쪽에서는 쌀 소비량이 준다고 아우성이지만, 전 세계적으로는 쌀 소비량이 오히려 늘고 있다. 우리가 밀가루로 만든 면 요리를 찬양할 때, 정작 세계인은 쌀의 우수성에 감탄하며 꾸준히 챙겨먹고 있었던 것이다.

쌀과 채식으로 꾸민 식단을 매일 가까이하면 의료비가 3분의 1로 줄어들고 성인병 사망률 또한 그만큼 줄어든다는 미국의 연구 결과까지 있다. 우리와는 반대로 밀가루와 육류를 주식으로 해왔던 서양인들이 최근 쌀이 비만 예방에 좋다는 사실을 알고부터 소비량이 급격히 늘고 있는 것이다. 가까이 있을수록 그 가치를 모르는 경우가 많고 등잔 밑이 어두운 법인데, 결국 우리가 늘 먹어서 질려 하는 쌀 도 그런 대상이 아닐까 싶다.

식품 전문가들이나 의사들은 비만과의 전쟁, 성인병의 증가에 대 한 대안으로 한식 위주의 식단이 대단히 우수한 예방의학이자 치료 제라고 말한다. 한식은 짜다는 것이 통설이지만 실제로 밥에는 짠맛 이 거의 없다. 그래서 다양한 반찬을 먹을 수 있게 하고 고른 영양소 섭취가 가능해진다. 짜게 먹지 않으려고 하면, 자신의 의지로 소금 을 제어할 수 있는 식단이다. 이런 전통 식단이야말로 건강식이다.

밥은 고기, 생선, 채소 등 다양한 반찬과 고루 어울려 균형 잡힌 한 끼 식사가 된다. 김치나 나물 등의 채소류와 된장국, 장아찌, 젓 갈 등 숙성 과정을 거친 발효식품이나 두부 같은 단백질원을 섭취하 는 것도 얼마든지 가능하다. 밥을 먹으면 건강에 좋고 균형 잡힌 반 찬이 골고루 입속으로 들어온다.

반면 빵은 버터, 잼, 크림, 소시지, 설탕, 염분 등 살찌는 음식들을 섭취하게 만든다. 한식은 조리할 때 기름을 적게 사용할 뿐 아니라, 쌀을 주식으로 육류를 부식으로 하기 때문에 기본적으로 저지방식 이다.

100세를 앞두고 있는 장수 노인들을 인터뷰한 결과, 공통된 비결 은 세끼를 꼬박꼬박 챙겨 먹는 것, 그리고 잡곡밥에 소박한 국과 찬 을 꼭꼭 씹어서 먹는 것이라고 한다. 규칙적인 식사 습관을 고수하다 보면 몸무게는 정상으로 돌아오고 잔병 없이 장수할 수 있다.

지금까지 쌀이라고 뭉뚱그려 표현했지만, 백미보다는 도정을 적게 한 5분도미나 현미의 영양 함량이 훨씬 우수하다. 그래서 조선시대의 한국인은 지금보다 3배 가까이 더 많은 밥을 먹고도 건강하고 날씬하게 살 수 있었을 것이다.

열량으로만 보자면 밀가루와 쌀은 그렇게 차이가 많이 나지 않는다. 그런데 밀가루를 중심으로 한 식사는 쌀을 중심으로 한 식사에 비해 단백질, 섬유질, 비타민 A, B, C 같은 것은 부족하고 지방과 콜레스테롤은 더 많다. 또 밀가루 속의 글루텐이 알레르기의 원인이 될 수 있어 아토피가 있는 아이들에게는 적합하지 않다.

'우리 몸엔 우리 농산물, 신토불이'란 표현을 많이 쓰는데 오랜 세월 밥을 주식으로 해온 우리 몸의 세포와 유전자에게 쌀은 가장 친숙한 영양소를 제공한다. 한국인의 몸은 쌀을 분해하는 일에 익숙하다. 그래서 밥을 먹으면 내장에 부담을 주지 않아 소화가 잘 된다.

그리고 현재까지 알레르기 반응이 제일 적게 나타나는 식품 중 하나가 쌀이다. 우리나라에서는 밀가루에 알레르기를 일으키는 사람들이 많다. 글루텐에 심한 알레르기 반응을 보여 설사와 소화불량이 반복적으로 나타나는 경우다. 쌀로 밥을 지어 먹으면 이와 같은 알레르기 반응이 거의 나타나지 않아 안전한 식품이라고 할 수 있다.

한의학적으로 쌀은 찬 성질의 식품인 밀에 비해 비교적 평온하게 따뜻한 성질이어서, 인체의 면역력을 높이는 데 도움이 되므로 알레르기성 반응이 나타나지 않는다. 반면 밀가루와 같은 냉성 식품을 자주 먹으면 체온이 떨어지게 된다. 정상 체온에서 1도 떨어지면 면역력은 30%나 감소하고, 반대로 체온이 저체온에서 1도 이상 상승할 때마다 면역력은 5~6배(500~600%) 증가한다. 이처럼 현대에 와서 쌀의 우수성이 과학적으로 증명되고 있지만, 우리 조상들은 경험적 지혜로 이런 사실을 예전부터 알고 쌀과 밥을 주식으로 삼아 건강을 지켜 왔던 것이다.

사실 밥은 생각보다 많이 먹을 수가 없다. 포만감은 오래 가고, 혈당은 천천히 상승했다가 천천히 하강하기 때문에 많이 먹고 싶어도 그렇게 되지를 않는다. 밥 100g은 300~400㎉의 열량을 내므로 칼로리가 높은 편이지만 주 에너지원으로 사용되면서 높은 포만감을 주고 좋은 영양소를 포함하고 있어 나쁘다고 볼 수 없다.

뒤에 자세히 설명하겠지만, 쌀 속에 들어 있는 전분은 몸에 들어가면 저항전분으로 변한다. 저항전분은 녹말에 섬유질이 30~90% 정도 들어 있는 영양소다. 만약 포도당으로만 구성된 녹말이라면 과도하게 섭취할 경우, 지방이 쌓이고 비만을 일으키기 때문에 자주 섭취하는 것을 자제해야 할 것이다. 오히려 밥(쌀)으로 구성된 한식 식단이 다이어트 식품이라 할 수 있다.

저항전분은 지방분해 효소인 리파아제를 더 많이 분비시켜 지방분해를 촉진한다. 또 위에서 소장을 거쳐 대장으로 이동하는 속도가 느리기 때문에 적은 양으로도 포만감이 오래 지속된다.

밥은 혈당을 서서히 올리기 때문에 췌장에서 인슐린이 과도하게 분비되는 것을 막아 다이어트에도 효과적이다. 밀가루로 만든 빵과 비교했을 때, 인슐린 분비를 자극하지 않아 살이 찌지 않도록 도와주고 혈당의 급격한 상승을 초래하지 않아 당뇨병 예방에도 효과가 있다.

쌀에 풍부한 라이신(필수 아미노산)은 밀가루보다 2배 정도 많고 몸 안에서의 이용률도 우수하기 때문에 콜레스테롤 수치 조절 및 비만 예방에 좋다. 쌀은 영양이 골고루 들어 있어 과식을 유발하지도 않는다. 쌀은 질 좋은 탄수화물과 우수한 단백질, 지방, 비타민, 미네랄 등 10여 가지의 영양 성분을 골고루 함유하고 있다.

쌀과 쌀로 지은 밥이 치매 예방에 많은 도움이 된다는 말도 덧붙이고 싶다. 육식보다는 곡식과 채소를 먹는 것이 두뇌 발달을 좋게 한다는 실험 결과도 있다. 쌀이나 채소는 섬유소가 많아 필연적으로 오래 씹도록 한다. 씹을 때 사용하는 저작근의 활동이 활발해지면서 치아에 가해지는 마찰력이 전두엽을 자극하므로 두뇌가 활성화되고 좋아지는 것이다. 게다가 쌀은 장 청소까지 해준다. 쌀에 풍부한 섬유질은 구리, 아연, 철 등의 성분과 결합해 중금속이 인체에 흡수되는 것을 막고 몸 밖으로 배출해주므로 변비에도 효과적이다. 외국에 나가서 변비가 생기는 사람은 먹는 음식이 바뀌었기 때문일 것이다.

🍚 밥이 보약이라는 말은 진리다

〈동의보감〉도 밥이 보약만큼 귀하다고 강조하고 있다. 우리가 주식으로 먹고 있는 쌀이나 보리, 콩 등의 곡물이 모두 몸의 부족한 부분을 채워주는 약효가 있다. 인삼, 녹용만 보약이 아니라 밥이 매일 먹는 보약이라는 의미다. 평소에 우리가 먹는 끼니가 건강을 지키는 가장 근본적인 방법이라는 말을 완곡하게 하고 있는 셈이다. 〈동의보감〉은 쌀을 이렇게 소개한다.

성질은 화평하고 맛은 달다(性平味甘).

위장의 기운을 평온하게 하고 살이 오르게 한다(平胃氣 長肌肉).

뱃속을 따뜻하게 하고 이질을 그치게 한다(溫中止痢).

기운을 북돋우고 마음을 안정시킨다(益氣除煩).

〈동의보감〉에는 곡부로 분류된 '갱미'라고 하는 한약이 있다. 그런데 갱미(粳米)가 바로 '쌀(멥쌀)'을 말한다. 사람의 정(精)과 기(氣)는 모두 쌀이 변해서 생기는 것이므로 한자 속에 쌀 미(米) 자가 들어 있다는 설명도 덧붙이고 있다.

다음은 대맥(大麥)이라는 한약의 약효를 설명하는 글인데, 대맥은 우리가 먹는 '보리'를 말한다.

기운을 돋우고 소화기의 기운을 조화롭게 한다(益氣調中).

설사를 그치게 하며 몸이 허약한 것을 보강한다(止泄補虛).

오장을 튼튼하게 한다(實五臟).

오래 먹으면 몸이 건강해지고 윤기가 흐르게 된다(久服令人肥健滑澤).

몸을 다스리는 방법은 크게 두 가지가 있을 것이다. 병이 생겼을 때에는 약으로 다스리고, 평소에는 밥상으로 다스리는 것이다. 병이 생겼는데도 약을 멀리하거나, 별 탈이 없는데도 비싼 보약을 복용하는 것은 절대로 올바른 방법이 아니다. 병이 생기지 않았을 때, 밥상은 내 몸을 건강하게 지켜주는 최고의 보약이다. 평소에 밥과 함께 하는 건강한 밥상을 통해서 면역력을 키워두면 어떤 외부의 질병도 두려워할 필요가 없다.

다만 한의학적 이론에 따르면 우리가 주의해서 먹어야 할 쌀과 밥도 있다. 바로 찹쌀인데, 찹쌀은 방약합편과 동의보감에 나미(糯米)라는 약명으로 기록되어 있다.

糯米甘寒久反熱 亦能補益霍並輘

나미는 미감·성한하며, 오래된 것은 반대로 성열하다.

능히 보중익기하며, 곽란도 아울러 다스린다.

久食則令人身軟 猫犬食之 脚屈不能行

나미는 오랫동안 먹으면 몸이 연약해지며

고양이나 개가 먹으면 다리가 굽어들어 잘 돌아다니지 못한다.

위의 내용을 찬찬히 살펴보면 쌀은 매일 먹어도 좋고, 찹쌀은 체했을 때처럼 특별한 경우에 먹으면 좋다는 사실을 알 수 있다. 체하면 위가 붓고 아픈 상태가 된다. 이때 찹쌀로 죽을 쑤어 먹으면 위가 빨리 부드러워지고 체한 것이 가라앉는 것이다.

한편 최근에 백미의 영양 부족이라는 문제를 해결해주는 건강식으로 인기를 누리고 있는 것이 현미다. 현미는 위장이 튼튼하고 잘 체하지 않고 열이 많으면서 변비가 있는 사람, 또 다혈질인 사람에게는 최고의 음식인 것이 분명하다. 하지만 위장이 약하고 속이 냉한 사람들에겐 그다지 훌륭한 음식이 아니다.

"세끼 밥만 제대로 챙겨 먹어도 보약이 따로 필요 없다."는 옛 어른의 말처럼 정해진 시간에 편하고 여유 있게, 행복한 마음으로 먹는 '밥'보다 더 좋은 보양식이나 보약은 세상에 없을 것이다.

밥은 평생을 두고 함께할 동반자와 같다. 그러니 싫증나지 않도록 밥에 잡곡을 서너 가지씩 섞어 다양하게 지어 먹도록 노력하는 게 좋다. 밥을 제외한 식품의 구성을 동물성 식품 30%, 신선한 야채 30%, 해조류 30%, 과일 10%로 맞춘다면 최상의 조합이다. 그리고 몸에만 맞는다면 현미에 잡곡을 듬뿍 섞어 밥을 지어서 주식으로 하고, 반찬으로는 여러 가지 야채, 해조류, 산나물, 발효식품, 콩 제품 등을 먹도록 하자. 동물성 식품(육류, 유제품 등)은 과하지 않게 먹는 것이 좋고, 정제 가공한 음식물은 가급적 피하는 것이 좋다.

🍚 두뇌에도 힘을 주는 밥의 재발견

밥과 나물과 발효식품으로 차린 밥상은 결코 호화로운 식사라고는 할 수 없지만, 그 내용이나 영양과 기능면에서는 최고 수준의 식단으로 평가된다. 우리가 오래 전부터 먹어 와서 우리의 몸이 익숙할 뿐 아니라 건강을 지켜주는 요소들로 꽉 채운 식단이기 때문이다.

쌀은 한국인의 주요 에너지원으로서 성인은 하루에 필요한 에너지의 30~40%를 밥에서 섭취한다. 밥은 탄수화물 덩어리라는 편견과는 달리 단백질, 지방, 비타민, 미네랄 등 우리 몸에 필요한 영양소가 골고루 들어 있는 우수한 식품이다. 밀가루나 설탕 등의 탄수화물 식품과 달리 혈당을 서서히 올렸다가 서서히 내려주며 섬유질이 많아서 적게 먹어도 포만감이 오래 유지된다. 쌀은 소화기에 부담을 주지 않으면서도 알레르기 등의 거부 반응이 거의 없다.

뇌의 중요한 에너지원, 쌀의 전분

백미의 주성분은 탄수화물인데, 그 대부분은 전분으로 구성되어 있다. 생쌀에 있는 전분은 인체 내에서 거의 소화되지 않으므로 밥으로 조리해야 몸속에서 소화되어 포도당으로 분해될 수 있다. 쌀의 전분은 100g당 348㎉의 열량을 내는 중요한 에너지 공급원이다. 포도당 이외에 지방과 단백질도 인체의 각 조직에서 에너지원으로 사용되지만 뇌 조직만큼은 오직 포도당만을 에너지로 사용한다. 우리의 주식인 쌀 전분은 뇌를 기능하게 하는 에너지원으로서 대단히 중요한 역할을 한다.

기억력 개선에 도움을 주는 라이신이 풍부한 쌀

쌀은 미네랄이 풍부해 빈혈, 골다공증 예방에 도움을 주고 필수 아미노산인 라이신이 풍부해 성장발육 촉진, 두뇌 발달, 기억력 개선에 도움을 준다. 쌀은 비타민 B_1(티아민)과 비타민 B_2(리보플라빈), B_3(나이아신) 등 비타민 B군이 풍부하다. 이런 비타민이 부족하게 되면 각기병과 같은 말초신경계 장애나 심장 장애를 일으킬 수 있다. 또한 피부 점막 염증이 생기기 쉬우며 피부 건조증, 두통, 설사 등 신경이나 소화기 장애가 나타난다.

체내에서 이용 효율이 높은 단백질

쌀 단백질은 대부분 위산에 잘 녹는 성질을 가지고 있으며, 라이신 등 필수 아미노산 함량이 높아서 다른 곡식보다 단백가와 소화 이용률이 두드러지게 높은 그야말로 고급의 단백질이다. 쌀 단백질이 우수한 것은 지방을 몸 밖으로 배출시키는 작용이 뛰어나다는 점에서도 찾을 수 있다.

흰 쥐에게 지방식을 먹인 다음 각각 쌀 단백질과 우유 단백질을 먹이는 실험을 한 결과, 쌀을 먹인 쥐의 중성지방 배출량이 더 많았다. 간에 축적된 지방의 양은 쌀 단백질을 먹인 쥐가 우유 단백질을 먹인 쥐보다 훨씬 적었다고 한다. 그만큼 쌀 단백질이 체내에서 효용성이 크다는 의미다. 지방간 걱정을 하는 사람이라면 새겨들어야 할 대목이다.

다소 아쉬운 점이라면 쌀 단백질이 주로 쌀겨에 들어 있다는 것이다. 따라서 더 좋은 효과를 보려면 현미를 먹기를 권한다. 현미는 철분이 우유의 4배나 들어 있는 만큼 빈혈이 있는 여성에게 특히 좋다.

성인병 예방에 특효약, 쌀의 식이섬유

식이섬유란 인간의 소화효소로 분해되지 않는 영양소인데 에너지를 거의 내지 않으면서 만복감을 주는 것이 특징이다. 식이섬유는 음식물의 장내 통과 시간을 단축시켜 비만 예방과 치료에 효과가 있다고 알려졌다. 또한 장내의 콜레스테롤이 인체에 흡수되는 것을 억제함으로써 혈중 콜레스테롤이 상승되는 것을 막아 동맥경화증과 허혈성 심장질환을 예방한다.

펙틴 등의 수용성 식이섬유는 식사 후 혈당량이 상승되는 것을 억제하므로 당뇨병의 예방에도 효과가 있는 것으로 나타났다. 또한 불용성 식이섬유는 음식물의 장내 통과시간을 단축시켜 변비 예방에 좋으며, 배설 시에 유해물질을 흡착시켜 배설하는 기특한 역할까지 한다. 특히 현미에 풍부한 식이섬유인 헤미셀룰로오스(hemicellulose)는 체내 콜레스테롤 수준을 감소시키는 효과가 있는 것으로 밝혀졌다.

🍚 쌀의 뛰어난 능력은 쌀눈에 있다

쌀에 들어 있는 영양 성분의 66%를 함유하고 있는 쌀눈은 말 그대로 천연 영양시품이다. 쌀 한 톨을 100으로 볼 때, 우리가 믹는 백미는 97의 분량을 차지하지만 영양 성분은 5 정도이다. 반면 쌀눈은 3의 분량을 차지하지만 백미의 13배에 달하는 66의 영양소를 갖고 있다. 쌀겨에는 29 정도가 함유되어 있다.

천연의 영양 성분이 듬뿍 함유되어 별도의 영양제 섭취가 필요 없을 정도로 식품학적으로 매우 우수하다. 쌀눈의 영양적 가치가 알려지면서 최근에는 도정을 거의 하지 않은 현미에 대한 소비가 늘고 있다. 우리가 주식으로 하는 백미는 벼의 겉껍질을 벗겨낸 현미를 다시 10% 이상 깎아내는 도정 과정을 거친 것이다. 쌀눈에는 옥타코사놀, 알파토코페롤, 감마오리자놀, 가바(GAVA), 식이섬유, 리놀렌산, 베타시토스테롤, 비타민 B_1, B_2, B_6, 미네랄, 칼슘 등 매우 중요한 영양 성분이 다량 함유되어 있다.

쌀눈의 대표적인 영양 성분은 다음과 같다.

가바(GAVA, 감마아미노산)

쌀눈에는 여러 가지 중요한 영양소가 있는데 그중 가바(GABA)는 많이 알려져 있는 두뇌활성 성분이다. 학습 능력과 기억력 증진, 성인병 예방에 효과가 있는 물질로 특히 어린이나 노인들에게 좋은 영양소이다. 중추신경계 내의 아미노산 신경전달 물질로 뇌 활성화 작용을 도와 기억력 증가, 학습 능력 향상 등에 도움을 주기 때문이다.

뿐만 아니라 혈액 내 중성지방을 줄이고, 간 기능을 높여줘 당뇨 개선, 성인병/비만 예방, 스트레스 완화, 콜레스테롤 조절, 에너지 대사 촉진 등을 돕는다. 무엇보다 가바는 치매와 뇌졸중 예방에 효과가 있는 것으로 알려져 있다. 일반적으로 현미 100g당 8㎎, 백미는 5㎎ 정도 들어 있으며, 보다 효과적으로 섭취하기 위해서는 쌀을 물에 담가두면 된다. 쌀의 배아가 발아 준비에 들어가면서 가바의 양이 크게 늘어나기 때문이다.

옥타코사놀

옥타코사놀은 근육 기능과 지구력 향상, 체력 증진 등에 뛰어난 효능을 지닌다. 근육 내 글리코겐의 저장량을 30% 이상 증가시켜 지구력과 순발력을 향상시켜준다. 면역증진 물질인 베타시토스테롤, 항산화 물질인 알파토코페롤, 콜레스테롤 제거 물질인 레시틴은 물론 몸에 좋은 미네랄과 칼슘, 비타민 등 중요한 성분들이 함유되어 있다. 이 밖에 콜레스테롤 조절, 체지방 개선, 스트레스 완화 등의 효능이 있다고 한다.

IP6

이노시톨(비타민 B군)과 6개의 인산기로 구성된 IP6는 항산화, 면역 증진, 중금속 배출, 콜레스테롤 조절, 혈전 방지 등의 효능이 있다고 알려져 있다.

필수아미노산

필수아미노산은 음식물로 반드시 섭취해야 하며 두뇌 발달, 기억력 향상, 성장발육 촉진 등의 효능을 가지고 있다.

비타민 B_1 (티아민)

쌀눈에는 티아민이 많이 들어 있는데, 이 성분은 인체의 에너지를 합성하는 데 도움을 주고 혈당 조절을 해서 당뇨에 좋은 결과를 나타낸다. 탄수화물, 단백질, 지방을 연소시켜 성인병 예방을 하는 효소이다. 이 밖에도 기억력 향상, 피로물질 예방, 각기병 예방, 학습 능력 향상 등의 효능을 지니고 있다. 비타민 B_1이 부족할 경우, 피로와 무기력증에 시달릴 수 있으니 밥이 아니라고 해도 챙겨서 먹도록 한다.

비타민 B₂(리보플라빈)

에너지 생성에 도움이 되는 비타민으로 피부/모발 건강 유지, 성장 촉진 등의 효능을 지닌다. 비타민 B_2가 부족하면 구내염이 생길 수 있다.

비타민 B₃(나이아신)

기억력 향상과 혈액순환 촉진 등의 효능을 지니고 있다. 나이아신이 부족하면 피부염, 설사 등의 증상이 나타날 수 있다.

비타민 B₆(피리독신)

피리독신은 단백질 대사와 신경전달물질 합성에 관여하는 비타민이다. 항노화, 신경질환 예방, 단백질 대사 촉진 등의 효능을 가지고 있다. 비타민 B_6가 부족할 경우, 신경과민, 우울증 등이 동반될 수 있으니 특히 노인들은 해당 비타민 섭취에 각별히 신경을 쓰도록 한다.

비타민 E(토코페롤)

항산화 비타민인 토코페롤은 스트레스로 인한 당뇨 합병증을 예방하고, 암 예방에도 도움을 준다.

기타

쌀눈에 함유된 식이섬유는 다이옥신 배출 효과가 뛰어나다. 염증 완화, 전립선 질환 개선 등에 좋은 베타시토스테롤도 함유되어 있다.

미강 = 쌀눈 + 쌀겨

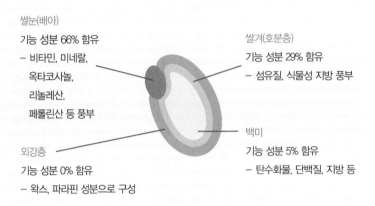

쌀눈(배아)

기능 성분 66% 함유

- 비타민, 미네랄,
  옥타코사놀,
  리놀레산,
  페룰린산 등 풍부

쌀겨(호분층)

기능 성분 29% 함유

- 섬유질, 식물성 지방 풍부

외강층

기능 성분 0% 함유

- 왁스, 파라핀 성분으로 구성

백미

기능 성분 5% 함유

- 탄수화물, 단백질, 지방 등

• 그림1_쌀 부위별 기능성 성분의 분포

유아(이유식)	• 학습 능력, 기억력 증진, 스트레스 감소 • 발육, 성장 촉진, 뇌세포 강화
임산부	• 발육기에 필요한 미네랄, 칼슘 공급 • 변비 예방, 비타민 E(피부, 모발 건강) 공급
청년, 중년층	• 동맥경화 예방, 장내 세균 균형 유지 • 중금속, 농약 성분 희석 작용 • 항암(항염), 면역 증진, 대장암 위험률 감소
장년층	• 콜레스테롤 제서, 낭뇨병 예방 및 개선 • 혈압 강하 작용, 세포 노화 방지 • 암, 백내장 위험 감소 및 치매 예방

표1_섭취 대상별로 본 쌀의 효능

🍚 쌀의 무한 변신이 시작된다

누가 뭐래도 한국인의 주식은 쌀로 지은 밥이다. 그런데 쌀의 종류도 중요하지만, 쌀을 어떻게 먹느냐에 따라 더 좋은 방향으로 효능이 업그레이드된다는 것을 알아둘 필요가 있다. 쌀은 밥 이외에도 죽, 떡, 식혜, 엿, 쌀과자, 쌀국수 등으로 다양하게 즐길 수 있다. 지금도 다양한 쌀 가공식품이 개발되고 있다.

오래 씹어야 하고 소화가 어려운 현미를 먹기 부담스러운 사람들은 발아현미를 찾는다. 발아현미란 현미를 살짝 싹 틔운 것으로 식감이 부드럽고 영양 성분이 더 좋아져서 건강에 관심이 많은 사람들에게 인기를 모으고 있다. 식이섬유 함유량을 5배 이상 높인 섬유소 쌀이나 혈당 강하를 목적으로 개발된 쌀 등, 건강식품으로서의 쌀이 속속 등장하고 있다.

최근에는 쌀에 부족한 영양분 보충을 넘어서, 하루에 반드시 섭취해야 할 5대 영양소와 비타민, 미네랄 섭취에 포커스를 맞춘 기능성 강화 쌀도 등장했다. 밥에 믹스커피 한 봉지 분량의 기능성 강화 쌀을 넣고 함께 밥을 짓는 것만으로도 체질 개선, 체력 증진, 건강 증진, 영양 공급 등이 가능하므로 성인이 하루에 필요한 영양소 문제가 해결된다.

게다가 맛이나 색깔이 백미와 비슷하고 이물감이 전혀 없어 현미밥이나 잡곡밥을 먹지 못하는 소아, 노인층의 영양 보충에도 도움을 준다. 백미에 부족한 영양소가 대폭 강화되었으므로, 현미 등 잡곡을 따로 섞지 않고도 한 끼로 완전한 밥을 먹을 수 있게 된 것이다.

밥은 그 자체로도 맛이 좋고 영양가가 높지만 보리, 콩, 율무, 햄프시드, 귀리, 병아리콩 등 다양한 곡물을 섞을 수 있다는 점에서도 훌륭한 음식이다. 잘 알다시피 검은 콩에는 이소플라본과 안토시아닌 등 폴리페놀 성분이 많아 여성의 유방암과 골다공증 예방에 좋고, 남성의 전립선 비대 및 암 예방에도 도움이 된다.

단팥빵, 팥빙수, 양갱의 원료로 쓰이는 팥은 사실 우유보다 단백질이 6배, 철분이 117배, 나이아신(비타민 B₃)은 23배가 많은 놀라운 곡물이다. 심장, 간, 혈관 등에 지방이 축적되는 것을 막아주고 밥맛을 좋게 해주는 효과도 있으므로 팥밥을 지어서 올리면 노인과 아이를 포함해 온 가족의 건강을 지킬 수 있다.

누가 뭐라고 해도 쌀은 영양이 풍부한 식품이다. 거기다 건강 이슈가 나올 때마다 공공의 적으로 떠오르는 나트륨과 콜레스테롤도 없다. 콜레스테롤을 증가시키는 포화지방도 가지고 있지 않다. 글루텐 성분도 없어 곡물 중에서 알레르기를 일으킬 확률이 가장 낮다. 그래서 미국은 물론 서양에서 쌀 붐이 일고 있는 것이다. 거기다 느리게 소화되는 착하디착한 복합 탄수화물로 이루어져 있다.

치매와 관련해서 말하자면, 쌀은 뇌신경을 연결해주는 신경전달물질인 세라토닌의 분비를 촉진해 기분을 좋게 하는 역할을 한다.

밥을 먹는 것만으로도 행복감이 느껴지는 것이다. 구구절절이 나열할 필요가 없을지도 모르겠다. 밥은 단순히 육체 활동의 연료가 되는 에너지를 공급하는 음식이 아니라 소울푸드에 가깝다.

Part 02

치매에는 밥이 답이다,
밥상을 바꿔라!

생애 주기상 몇 살부터를 노인이라 해야 할까? 주변을 둘러보면 70세, 80세가 넘어도 정정한 분들이 많다. 그런데 눈앞에 다가온 100세 시대가 마냥 반갑지만은 않은 이유가 있다. 인간의 수명은 획기적으로 늘어났는데, 몸에서 가장 중요한 뇌의 수명은 그렇지 못하기 때문이다.

게다가 인간의 신체 중에 가장 먼저 망가지는 것이 뇌이다. 모든 사람에게 치매란 질병이 공포로 다가오게 된 것이다. 치매의 원인을 제공한 것은 스트레스와 각종 화학물질, 그리고 육류와 밀가루 중심의 서구형 식습관이다. 특히 육류에 포함된 지방 성분은 각종 성인병을 일으키고 뇌의 노화를 촉진하는 원흉이나 다름없다.

치매의 위협에서 벗어나기 위해서는 우리 고유의 전통적 식생활로 회귀해야 할 것이다. 가능한 한 밥 중심의 식탁을 유지하려는 노력이 필요한 시기이다. 백미에 잡곡이나 영양 보충을 할 수 있는 식재료를 넣어 밥을 짓고 다양한 반찬과 함께 섭취하는 식사를 하루 한 끼만이라도 하도록 노력한다면, 과장된 표현일지 모르나 우울증, 고혈압, 심장병, 당뇨병, 동맥경화, 고지혈증을 줄일 수 있지 않을까? 나아가 알츠하이머성 치매, 혈관성 치매 등을 일상생활 속에서 근본적으로 예방하는 데도 큰 도움이 될 것이다.

이제라도 밥을 가까이해야 한다. 밥은 매일 뇌에 영양을 공급해주는 주된 에너지원이다. 밥을 먹을 때도 그냥 흰 쌀밥이 아니라 좀 더 영양학적으로 업그레이드시키는 노력이 필요하다.

🍚 뇌 건강이 무너지고 있다

치매는 암과 함께 현대인들이 가장 두려워하는 질병이다. 동양의학의 옛 문헌에도 기록되어 있을 정도로 치매는 매우 오래된 질환이다. 한의학에서 치매를 어떻게 보는지는 한자를 풀어보면 잘 이해할 수 있다.

치매(癡呆)는 '어리석을 치'와 '어리석을 매'가 합쳐진 글자다. '어리석을 치(癡)'와 음과 훈을 혼용하는 한자가 '痴'이다. '알지(知)'에 '疒(병질엄)' 부가 붙어 있으므로 기억력, 사고력, 언어 능력, 판단력 등의 기능이 병들었다는 의미가 된다.

'매(呆)'도 어리석음을 의미하는데, 사람이 기저귀를 차고 있는 모습을 본뜬 상형문자에서 유래되었다고 한다. 즉, 치매에서 '치'는 지능과 지성에 이상이 생겼음을 뜻하고, '매'는 현대의학의 분류상 치매 말기에 보이는 대소변을 가리지 못하는 증상을 나타낸다.

그런데 '치매'란 단어는 일본식 표현인데, 정작 일본에서는 쓰이지 않는다고 한다. 차별적 표현이란 이유로 '인지증'이란 단어로 바꿔서 사용하고 있는 것이다. 하지만 이는 고령으로 인한 알츠하이머성 치매나 혈관성 치매는 물론이고 알코올 중독, 파킨슨병 등으로 인한 인지 장애를 통틀어 일컫는 말이므로 지금 우리가 얘기하는 치매와는 약간 차이가 있다. 그래서 이 책에서는 우리의 통념상 가장 개념을 잘 전달할 수 있다는 의미에서 '치매'란 단어를 쓰기로 하겠다.

한의학에서는 임상의 양상에 따라서 치매의 유형을 문치(文痴)와 무치(武痴)로 분류한다. '정신이 억울(抑鬱)되고 표정이 없으며 말이 없고 언어에 논리가 없으며 움직임이 적은' 증상을 문치라고 하며, 이는 노인성 치매에 해당된다. 무치는 '성질이 광폭하고 울부짖고 웃음이 일정하지 않으며 헛소리를 하고 소리가 크고 떠들썩하여 담을 넘고 욕을 하고 혹은 기력이 지나쳐 사람을 해치고 물건을 훼손하는' 것과 같이 그 증상이 동적이며, 대개 청·장년층에서 종종 생기는 광증(狂證)의 범주에 해당된다.

또한 증상을 위주로 치료법을 논의하는 '변증론치(辨證論治)' 관점에서는 7가지의 치매 유형이 나온다. 도표로 자세히 설명해 놓았으니 참고하기 바란다.

이 밖에 사상체질별로 치매를 분류하기도 하는데, 체질에 따라 오장육부 중 특정 장기의 기능이 저하되고 이것이 치매의 원인이라는 주장이다.

예를 들어 소음인은 '신대비소(腎大脾小)형 치매'라고 하는데, 말그대로 비소(脾小) 즉, 비장 기능의 저하가 가장 큰 원인인 셈이다. 이와 같은 원리로 태음인의 폐장 기능 저하가 가장 큰 원인인 '간대폐소(肝大肺小)형 치매', 소양인의 신장 기능 저하가 가장 큰 원인인 '비대신소(脾大腎小)형 치매', 태양인의 간장 기능 저하가 가장 큰 원인인 '폐대간소(肺大肝小)형 치매'가 있다.

치매의 종류 및 원인	증상	치료법
기혈허약형 (氣血虛弱)	신정(神情)이 둔하고 지력(智力)이 떨어짐. 얼굴이 창백하고 식욕이 부진함.	익기양혈 (益氣養血) 건뇌익지 (健腦益智)
간신부족형 (肝腎不足)	선천의 품부부족(稟賦不足)과 신체허약, 오랜 병으로 인한 영양 부족으로 간과 신장의 기능이 부족하고, 수해(髓海)가 부족해 기억이 제 작용을 못함.	보익간신 (補益肝腎)
비신휴허형 (脾腎虧虛)	표정이 둔하고 행동이 느리고 침묵하여 말이 없고 기억력이 떨어지며 계산하기 어렵고 논리가 없음. 허리와 무릎이 시리고 음식을 많이 먹지 못하고 기(氣)가 없어 말하기조차 귀찮아하고 입 주위로 침을 흘림.	보신건비 (補腎健脾)
정기부족형 (精氣不足)	연로하여 표정이 둔하고 행동이 느리며 기억력이 현저히 떨어지고, 언어가 느리고 둔하며, 말이 맞지 않음. 행동이 어리고 혼자 있기를 좋아하며, 비관하여 말을 하지 않고 때론 울고 때론 웃음.	보익정기 (補益精氣)

치매에는 밥이 답이다, 밥상을 바꿔라!

기체혈어형 (氣滯血瘀)	정신이 담막(淡漠)하고 반응이 느리고 말이 없으며 쉽게 잊어버림. 쉽게 놀라며 수면 중에 자주 깨거나 이상한 행동을 하며 망상이 있고 머리가 아픔.	행기활혈 (行氣活血) 통규성뇌 (通竅醒腦)
담탁조규형 (痰濁阻竅)	정신이 억울하고 표정이 둔하게 보이며 지능이 쇠퇴하고, 쉽게 잊어버리며 언어가 맑지 못함. 권태롭고 기력(氣力)이 없어 침묵하고 울음과 웃음이 정상이 아니거나 혼잣말을 함.	활담화탁 (豁痰化濁) 개규성신 (開竅醒神)
열독치성형 (熱毒熾盛)	두통, 현훈(眩暈), 기억력 감퇴, 심번(心煩), 불면, 구강·인후 건조, 혹은 울고 웃음.	청열해독 (淸熱解毒)

표2_치매의 7가지 유형과 치료법

한편 서양의학은 후천적인 뇌 질환에 따른 다발성 인지기능 장애로 인해 일상생활이나 사회생활에 어려움을 겪는 상태를 치매라고 규정한다.

여기서 말하는 다발성 인지기능 장애란 기억장애 외에 한 가지 이상의 인지기능 장애를 동반하는 것이다. 기억장애가 없는 경우라면 언어장애, 시·공간 능력 장애, 성격 및 감정의 변화, 판단력을 포함한 전두엽 집행 기능의 장애 중 3가지 이상의 인지기능 장애가 있을 경우를 치매라 판단한다.

　서양의학에서는 치매의 종류를 크게 3가지로 나눈다. 첫째는 알츠하이머성 치매다. 전체 치매의 50~70%를 차지하며 고령, 여성에 많

초기(건망기) 증상	• 방금 했던 내용의 말이나 질문 반복 • 다른 사람의 말을 이해하지 못하고 동문서답 • 최근 생긴 일들을 잊거나 기억하지 못함 • 말하려는 단어가 떠오르지 않아 머뭇거림 • 중요한 물건을 둔 장소를 잊어버림 • 약속한 날짜와 시간을 기억하지 못함 • 셈이 느려지고 짜증이 늘어남
중기(혼동기) 증상	• 며칠 내에 생긴 일들을 잊어버림 • 집 주소, 전화번호, 가족 이름 등을 잊어버림 • 낯선 장소는 물론 익숙한 곳에서도 길을 잃음 • 가전제품 사용 및 금전 관리 불가능 • 동작이 느려지고 혼자 외출하기 어려움 • 모발 정리, 착의, 화장 등에 타인의 도움 필요 • 의심이 심해지고 폭력성 증가
말기(치매기) 증상	• 신체의 운동기능 및 감각기능까지 약화 • 자신, 자식, 배우자를 알아보지 못함 • 전혀 말을 하지 않거나 혼자 웅얼거림 • 근육이 굳어져 거동이 힘들어짐 • 대부분 누워 지내며 대소변을 가리지 못함

표3_단계별 치매 증상

으며 가족력, 우울증, 두부 손상의 과거력 등이 주요 위험 요인으로 작용한다. 이 병은 초기에 진단받으면 치료제로 어느 정도 진행을 늦출 수 있다.

둘째는 전체 치매의 20~30%를 차지하며 고혈압, 심장병, 당뇨병, 동맥경화, 고지혈증, 흡연 등으로 인해 발생하는 뇌혈관성 치매다. 거꾸로 말하자면 원인이 되는 위험 요인들을 잘 관리하면 예방이 가능하다는 뜻이다. 또한 인지기능 개선제, 항혈소판 제제, 항응고제 등의 치료제로 재발 방지가 가능하다.

셋째는 전체 치매의 5~10%를 차지하는 유형으로 갑상선 기능 저하증, 경막하 출혈, 정상압 뇌수종, 양성 뇌종양, 비타민 B_{12} 결핍 등에 의해 발생하는 기타 치매이다. 기타 치매는 원인 문제를 해결하면 치료가 가능하다.

이처럼 원인과 증상이 다양한 치매는 현대인들이 암과 함께 가장 두려워하는 질병이다. 인간의 뇌세포는 20세가 되면 약 140억 개에 이르지만, 그 이후는 하루에 10만 개 내지 20만 개가 파괴되어 간다고 한다. 파괴된 뇌세포는 두 번 다시 재생되지 않으며 오로지 감소될 뿐이다. 뇌세포만이 기억력을 관장하는 것은 아니지만 뇌세포 감소가 기억력 감퇴로 이어지는 것은 당연한 귀결이다.

그러나 체력의 감퇴에도 개인차가 있듯이 뇌세포의 감소에도 사람에 따라 차이가 있다. 매일 적당한 운동을 하고, 수면 시간도 충분하고, 균형 잡힌 식생활을 하는 사람들이 건강한 것과 마찬가지로,

매일 머리를 적당히 쓰고, 뇌세포의 대사에 필요한 영양분을 제대로 섭취하는 사람이 더 건강한 뇌를 갖게 된다. 하루에 10만 개 이하로 뇌세포가 감소하도록 관리하는 사람과 10만 개 이상 계속 감소하는 사람의 뇌 건강은 차이가 날 수밖에 없다.

치매의 공포에서 벗어나려면 우선 식생활 습관을 고치고 올바른 생활습관으로 교정해야 한다. 또한 적당한 운동과 스트레스를 풀어 주는 명상 등은 행복한 노년을 보내도록 도와줄 것이다.

한의학에서는 예로부터 '의식동원(醫食同源)'이라는 말을 즐겨 사용했다. 사람의 몸을 고치는 의료 행위와 음식을 먹는 행위가 같은 뿌리를 갖고 있다고 본 것이다. 이러한 사상을 토대로 이제마 선생의 사상체질 의학도 탄생했다고 볼 수 있다. 서양의학의 선구자이자 의학의 아버지라 일컬어지는 히포크라테스도 병을 낫게 하는 것은 자연이라고 일갈했다.

"음식을 당신의 의사 또는 약으로 삼으라. 음식으로 고치지 못하는 병은 의사도 고칠 수 없다."라고 하며 올바른 식생활의 중요성을 강조한 것이다.

우리의 뇌세포는 하루 세 끼 먹는 밥상에 따라 달라질 수 있다. 그렇다면 뇌의 노화를 늦추면서 치매도 예방할 수 있는 방법은 무엇일까? 그에 대한 해답은 멀리 있지 않다. 쌀로 밥을 지어서 여러 가지 제철 반찬들을 곁들여 감사한 마음으로 먹는 밥상에 답이 있다.

🍚 치매 예방의 시작, 밥상의 변화가 필요하다

예전에는 '노인성 치매'라는 말을 많이 사용했다. 나이가 많은 사람에게만 나타나는 증상이었기 때문이다. 그런데 앞서도 말했지만 나이가 많다는 기준이 몇십 년 사이에 너무나 많이 변했다. 현대 과학의 발달로 우리는 몸이 미처 준비하기도 전에 100세 시대를 맞게 되었다. 100세 시대란 치매를 포함한 다양한 질병에 시달리는 시간이 그만큼 길어졌다는 의미이기도 하다.

이해를 위해 잠시 조선시대로 거슬러 올라가보자. 조선 왕조를 통틀어 36위(추존 임금 9위 포함)의 왕이 있었는데 평균 수명은 47세라고 한다. 항상 어의를 옆에 두고 영양가 높은 음식들만 먹었는데도 고작 50년을 살지 못했다. 게다가 40세도 넘기지 못한 왕이 무려 11위이다. 그렇다면 고려시대에는 어땠을까? 고려시대의 상류층 묘지 320개를 분석해보니 평균 수명이 39.7세로 나왔다고 한다. 고려시대 왕 34위의 평균 수명은 42.3세였다. 그런데 여기서 좀 의외의 사실이 있다. 고려시대 승려의 평균 연령이 70.2세였다는 것이다.

2016년 통계청 조사 결과 대한민국 남자의 평균 수명은 79.3세, 여자는 85.4세로 전체 평균 수명은 82.4세에 달한다. 환갑을 넘기면 장수했다고 축하연을 베풀었던 조선시대에는 치매로 고생하는 사람들이 드물었을 것이다. 그러나 현대를 살아가는 우리는 한창 일하거나 사회에서 해야 할 일이 남아 있는 상태에서 치매를 겪게 되었다.

물론 90세 가까이 살다가 깨끗하게 생을 마무리하는 사람들도 있겠지만 대부분의 사람에게 치매가 공포로 다가오는 것은 외면할 수 없는 현실이다.

과학과 의학의 발달이 치매를 해결해주기를 기대했지만, 바쁜 현대생활에서 오는 스트레스와 잘못된 식생활이 오히려 치매를 앞당기고 있다. 맛있는 음식 속에 숨어 있는 여러 가지 유해물질과 과도한 지방과 단순당을 섭취하는 식생활이 우리의 신체와 뇌세포를 침식하고 조금씩 뇌를 죽이고 있는 것이다. 이런 현상은 비단 성인에 국한되지 않는다. 아이들이 예전에는 어른들이나 걸리는 고지혈증이나 당뇨병을 앓는 세상이 되었다.

과거에는 못 먹어서 병이 났지만 지금은 너무 많이 먹어서 탈이 나는 포식(飽食)의 시대이다. 영양의 균형이 문제가 될 수는 있어도 영양 부족이라는 것은 생각조차 할 수 없다. 육식 위주의 식단과 맛을 위해 화학 첨가물을 듬뿍 넣은 즉석식품과 가공식품을 받아들인 대가를 톡톡히 치르게 된 셈이다. 이제야 기름진 음식과 공장에서 나온 가공식품의 위험을 눈치 챘지만, 이미 우리의 입맛은 완벽하게 길들여져서 과거로 돌아가기 위해서는 엄청난 고통을 감수해야 한다.

치매의 원인이 되는 성인병들 즉, 대사성 질환은 우리의 전통 식단을 버리고 서양의 식생활을 그대로 받아들이면서 생겼다고 해도 과언이 아니다. 과도하게 섭취하는 육류와 지방, 트랜스 지방, 종류와 함량을 알 수 없는 식품첨가물 등이 동맥경화를 비롯해 각종 성인병을 일으키고 있다. 몸을 움직이지 않는 생활 역시 노화를 촉진하는 원인을 제공했다. 5분 거리도 차량으로 이동하고, 모든 가사노동은 가전제품이 알아서 해준다. 이 모든 행위가 뇌의 노화를 부추긴다.

불과 200~300년 전을 떠올려보자. 우리 조상들은 신선하고 담백한 식품만을 먹었다. 냉장고도 비닐하우스도 없었으니 신선한 제철식품을 먹을 수밖에 없었을 것이다. 고기는 명절이나 잔칫날에만 먹는 특별 메뉴였다. 튀김이란 것은 태어나서 한 번도 구경하지 못했다. 잘못된 식생활보다는 부족한 영양을 채우는 것이 가장 큰 문제였을 것이다.

우리의 몸은 그때와 달라지지 않았는데 입안으로 들어가는 음식은 180도 달라졌다. 그리고 그 결과 성인병이 유발한 심혈관계 질환과 암이 사망의 주된 원인이 되었고 모두가 치매를 두려워하는 시대를 맞았다. 패션만 복고가 필요한 것이 아니다. 우리의 식생활도 전통으로 회귀해야 한다. 밥 중심의 식생활이야말로 가장 쉽게 건강을 지키고 치매를 예방하는 지름길이다.

매끼 밥을 짓고 반찬을 만드는 게 어려운 일일 수 있다. 하지만 가족의 건강을 생각한다면 충분히 투자할 가치가 있지 않을까? 밥을 중심으로 하는 전통 식단을 통해 치매의 주요 위험 요인인 우울증, 고혈압, 심장병, 당뇨병, 동맥경화, 고지혈증을 예방할 수 있고 궁극적으로는 알츠하이머성 치매, 혈관성 치매, 기타 치매를 막을 수 있기 때문이다.

밥을 바꾼다는 것은 매일 뇌에 공급되는 에너지원을 바꾼다는 의미도 된다. 뇌가 얼마나 많은 에너지를 사용하는지 알면 깜짝 놀라게 된다. 뇌는 자신의 몸무게 중 2%에 불과하지만 전체 에너지의 20%를 사용한다. 하루 밥 3그릇을 먹는다고 하면 ⅗그릇은 온전히 뇌가 사용한다는 의미다. 물론 다른 탄수화물 음식도 뇌에 영양을 공급할 수 있다. 하지만 밥으로 공급한 에너지와 햄버거로 공급한 에너지가 같을 수는 없는 법이다.

앞서도 잠시 말했지만, 한의학에서는 개인별 건강관리란 관점에서 사상의학의 분류 체계를 활용하고 있다. 인체는 거대하고 복잡한 시스템으로 운영되는 유기체라 할 수 있다. 같은 날 감기에 걸렸더라도 사람마다 원인과 증상이 다를 수밖에 없다. 사상의학(四象醫學)에서는 사람의 체질을 소음인(少陰人), 소양인(少陽人), 태음인(太陰人), 태양인(太陽人)의 4가지로 나눈다. 조선 말기 유학자이자 의학자인 이제마(李濟馬)가 〈동의수세보원〉에서 처음 소개한 개념으로 체형, 성격, 증상 등에 의해 사람의 체질을 구분한 것이다. 이제마 선생은 같은 증상을 보이더라도 체질에 따라 약물과 치료법을 달리 써야 효과적이라고 했다.

4가지 체질 중에 우열은 없다. 애초에 오장육부에 편차가 있게 태어났기 때문에 이에 따라 질병이 발생할 확률이 높거나 취약한 부분이 각기 다를 뿐이다. 그러니 자신의 체질에 맞는 생활을 하는 것이 무엇보다 중요하다.

우리 조상들은 몸의 균형을 맞추고 건강을 유지하기 위해 각자의 체질에 맞는 음식 패턴을 연구해왔는데, 이를 음식 궁합이라고 말한다. 각 체질별로 몸에 이롭고 해로운 음식들을 정리해 놓았으니 참고하면 된다.

밥에 섞어 먹는 잡곡을 선택할 때도 체질에 맞춰서 하는 것이 좋다. 소양인은 팥, 보리, 녹두를 먹는 것이 좋고 소음인은 찹쌀, 찹쌀현미, 흑미, 기장, 참깨가 잘 맞는다. 태양인은 멥쌀에 메밀, 옥수수, 조를 섞어 먹으면 좋고 태음인은 통밀, 수수, 율무, 들깨와 모든 콩이 잘 맞는다.

팥은 열을 내려 주고 소변을 원활하게 하므로 열이 많고 신장과 방광이 약한 소양인에게 좋다. 찹쌀은 성질이 따뜻하고 소화가 쉬워, 속이 차고 소화 기능이 약한 소음인에게 좋다. 수수, 기장, 조 등은 복합 탄수화물로 구성되어 있어 쌀과 함께 뇌에 필요한 당분을 지속적으로 공급해 뇌세포 활성에 도움을 주므로 무난하게 먹을 수 있는 곡물이다.

태양인	태양인은 가슴 윗부분이 발달한 체형으로 폐 부위에 해당하는 목덜미가 굵고 건실하다. 머리가 큰 반면 간 부위에 해당하는 허리 아래 부분이 약해서 엉덩이가 작고 다리가 허약한 편이다. 태양인은 기운이 위로 상승하기 쉬운 체질이므로,

	기운이 맑고 평탄한 음식이나 맛이 담백하여 쉽게 소화흡수되고 배설되어 기운을 하강시키는 음식이 좋다. 주로 지방질이 적은 해물류나 소채류(뿌리, 잎, 열매를 쓰는 채소류 일체)가 좋다.
맞는 음식	메밀, 냉면, 포도, 감, 모과, 나물, 새우, 해삼, 붕어, 조개, 게
맞지 않는 음식	얼큰하고 맵고 자극적인 음식, 지방질이 많은 음식은 몸에 부담을 주고 심하면 열격증(噎膈證, 먹은 음식물이 다시 나오고 대변이 잘 통하지 않는 소화기 병의 하나)이 생길 수도 있다.

표4_태양인의 특징과 음식 궁합

소양인	소양인은 소화기에 열이 많고 성격이 급하므로 성질이 서늘한 음식이나 소채류, 해물류를 먹어 열을 식히고 마음을 안정시키는 것이 좋다.
맞는 음식	보리, 팥, 녹두, 현미, 돼지고기, 계란, 생굴, 해삼, 멍게, 전복, 새우, 게, 가재, 잉어, 자라, 가자미, 복어, 배추, 오이, 상추, 우엉, 호박, 가지, 당근, 수박, 참외, 딸기, 바나나, 파인애플
맞지 않는 음식	맵고 자극적인 조미료(파, 마늘, 고추, 생강, 후추)가 많이 들어간 음식, 닭고기, 개고기, 노루고기, 염소고기, 꿀

표5_소양인의 특징과 음식 궁합

치매에는 밥이 답이다, 밥상을 바꿔라!

소음인	소화기의 기능이 약하고 소식하는 체질인 만큼 항상 따뜻한 성질의 음식이나 약간의 자극성 있는 천연 조미료(마늘, 고춧가루 등)가 좋다. 너무 기름진 음식이나 차가운 성질의 음식, 생식(生食)하는 것은 소화에 악영향을 미쳐 설사 및 소화불량을 일으키기 쉬우므로 피해야 한다.
맞는 음식	찹쌀, 차조, 감자, 벌꿀, 닭고기, 개고기, 노루고기, 참새, 꿩, 양젖, 염소고기, 명태, 도미, 조기, 멸치, 민어, 미꾸라지, 사과, 토마토, 복숭아, 대추, 시금치, 양배추, 미나리, 파, 마늘, 생강, 고추, 겨자, 후추, 카레, 인삼, 황기, 당귀, 계피
맞지 않는 음식	냉면, 참외, 수박, 팥빙수, 생맥주, 보리밥, 돼지고기, 밀

표6_소음인의 특징과 음식 궁합

태음인	일반적으로 체구가 크고 위장 기능이 좋은 편이어서 대체로 동식물성 단백질이 풍부한 음식이 좋다. 성격상 과식하는 습관이 있어 비만이 되거나 고혈압과 변비가 걸리기 쉬운 체질이다. 자극성 있는 식품이나 지방질이 많은 음식은 피하도록 한다. 몸에 아무리 맞는 음식이라고 해도 과식은 피하고 운동이나 목욕을 통해 땀을 많이 내는 것이 중요하다. 변비에 좋은 음식을 챙겨 먹는 것이 좋다.
맞는 음식	밀, 콩, 고구마, 율무, 옥수수, 수수, 땅콩, 들깨, 설탕, 쇠고기, 우유, 버터, 치즈, 간유, 명란, 우렁이,

	뱀장어, 밤, 잣, 호두, 은행, 살구, 자두, 매실, 배, 무, 도라지, 당근, 더덕, 고사리, 연근, 토란, 마, 버섯, 미역, 다시다, 김, 해조류
맞지 않는 음식	닭고기, 개고기, 돼지고기, 삼계탕, 인삼차, 생강차

표7_태음인의 특징과 음식 궁합

🍚 아침밥에서 치매 예방이 시작된다

20~30대 여성의 화두가 '미용, 다이어트'라면 40~50대 중년의 화두는 '노화'이다. 노화를 막을 수 있는 방법이 있다면 무슨 일이라도 할 태세이다. 하지만 자신이 지금 무심코 하는 행동이 노화를 부추기고 있다는 것은 꿈에도 모르고 있다. 바로 아침밥을 거르는 생활 습관이다.

아침밥까지 챙겨먹을 시간이 어디 있냐고 하소연하는 사람들에게 충고하자면, 아침밥을 거르는 것은 노화를 향해 남들이 한 걸음 갈 때 본인은 두 걸음 가는 것과 같다. 남들보다 조금이라도 젊게 살고 싶은 사람이라면 무슨 일이 있어도 아침밥만은 꼭 챙겨먹어야 한다.

아침에 밥 먹을 시간이 나지 않는다면 저녁에 잠드는 시간을 조금이라도 당겨보자. 아침에 식욕이 없다면 전날 저녁밥이나 야식을 너무 늦게 먹지는 않았는지 생각해보자. 아무리 늦어도 저녁 9시 전에는 식사를 마쳐야 아침에 식욕이 살아날 것이고, 아침에 30분 정도만 일찍 일어나면 식사할 시간은 충분히 낼 수 있다. 이런 사소한 변화만으로도 당신의 노화 속도를 늦출 수 있다.

　사실 저녁 9시 이후 아무것도 먹지 않는 것은 비만을 방지하기 위한 철칙이기도 하다. 비만이 노화를 촉진하는 확실한 요인이라는 사실은 이미 많은 사람들이 알고 있다. 가장 좋은 것은 저녁식사를 오후 8시 이전에 끝내는 것이다. 그러면 다음날 아침, 당신의 몸은 정직하게 '허기'라는 신호를 보낼 것이다.

　하루 세끼를 꼭 챙겨먹는 것도 중요하지만 그중에서도 아침식사는 특히 중요하다. 우리는 깨어 있는 시간 동안을 삼등분해 아침, 점심, 저녁식사를 하게 된다. 그러므로 아침 시간은 하루 중 가장 긴 공복 시간이 지속되는 때이기도 하다.

　만약 아침식사를 오전 7시에 하면 점심식사를 12시에 할 때까지는 5시간의 공백이 있다. 12시에 점심식사를 하고 오후 7시에 저녁식사를 한다면 다시 7시간의 공백이 생긴다. 그런데 저녁식사를 7시에 하고 다음날 오전 7시에 아침식사를 할 때까지는 무려 12시간 정도 시간이 빈다.

　어차피 잠들어 있는 시간인데 꼭 밥을 먹어야 하냐고 생각할 수도 있다. 12시간의 공복 시간 대부분은 수면 시간이므로 에너지가 필요 없다고 아는 사람들이 많다. 하지만 자고 있는 동안에도 우리의 뇌와 몸은 끊임없이 움직이고 있다. 심장은 쉼 없이 뛰어서 온몸에 혈액을 보내고 폐는 호흡을 하고 있으며, 체온도 일정하게 조절되고 있다. 이러한 인체의 작용을 '기초대사' 활동이라고 한다. 우리가 기초대사량이라고 부르는 것이 여기에 들어가는 에너지이다. 그런데 놀랍게도 기초대사에 사용되는 에너지는 우리 몸이 사용하는 전체 에너지의 70%에 달한다.

기초대사를 할 만큼의 에너지가 부족하다면 어떤 일이 일어날까? 가장 문제가 되는 기관은 당연히 뇌다. 뇌가 필요로 하는 에너지는 당질과 산소인데, 앞에서도 설명했듯이 당질은 탄수화물이 소화, 흡수, 분해된 물질이다. 12시간의 공백을 메운다는 의미에서, 아침식사는 반드시 당질을 기본으로 해야 한다.

만약 아침식사를 거르게 되면 점심식사를 할 때까지 무려 17시간 가까이 에너지 부족상태가 이어진다. 영양 부족은 뇌에 치명적인 영향을 미친다. 아침에 두뇌 회전이 잘 안 되고 집중력이 흐트러지는 경험을 했다면, 뇌가 심각한 에너지 부족을 겪고 있는 것이라 봐야 한다. 이런 에너지 부족 상태는 뇌의 기능을 제한할 뿐만 아니라 뇌 건강에도 치명적이다. 뇌 건강을 지키고 치매를 예방하기 위한 가장 기본적이면서 쉬운 방법이 아침밥을 먹는 것이다.

현실적으로 아침을 챙겨 먹기가 쉽지 않은 것도 사실이다. 직장인

치매에는 밥이 답이다, 밥상을 바꿔라!

에게 아침의 30분은 금쪽같은 시간이다. 피곤한 몸을 10분이라도 더 침대에 누이고 싶지 밥을 먹어야겠다는 생각은 들지 않는다. 그러나 아침식사와 평균수명의 상관관계를 조사한 연구들은 분명히 아침식사를 하는 사람의 사망률이 낮다는 것을 밝히고 있다. 물론 다양한 변수들이 개입되었을 수는 있지만, 아침식사가 오전에 필요한 에너지를 확보하고 두뇌와 내장의 활동을 촉진해 인체에 활력을 불어넣어준다는 것은 거부할 수 없는 진리다.

아침을 굶으면 뇌는 주요 에너지원인 포도당을 공급받지 못해 짜증이 난 상태가 된다. 뇌의 시상하부에 있는 식욕중추가 흥분해 생리적으로 불안정한 상태가 되는 것이다. 당연히 멍해지거나 신경질적이 되고 집중력, 사고력이 저하돼 업무나 학습 능력, 문제해결 능력이 떨어지게 된다.

그렇게 불안정 상태에 있던 뇌는 점심식사 시간이 되면 길었던 공복을 만회하기 위해 폭식하라는 명령을 내리기가 일쑤다. 17시간이나 비어 있다가 갑자기 많은 음식이 쏟아져 들어오면 위장 역시 부담스럽다. 이른바 소나기밥을 먹는 사람들은 위장을 혹사시키는 것이다. 또한 불규칙한 식습관은 면역체계를 불안하게 만들어서 성인병을 불러들일 확률이 높아진다.

그렇다면 아침식사로는 무엇을 먹는 것이 좋을까? 탄수화물 중에서도 가장 좋은 것이 밥이다. 밥이나 빵이나 탄수화물 식품이라는 점에서는 동일하다고 생각할 수도 있고, 간편하다는 이유로 빵을 선호하는 사람들도 많다. 하지만 건강한 뇌와 노화 방지를 원한다면 반드시 밥을 먹어야 한다. 지금부터 그 이유에 대해 설명해보겠다.

우선 혈당이라는 관점에서 밥과 빵은 분명히 차이가 있다. 우리가 섭취한 탄수화물 식품은 체내에서 포도당으로 분해, 흡수되고 포도당 형태가 되어야 에너지원으로 사용될 수 있다. 이때 인슐린이라는 호르몬이 활약을 한다. 혈당치란 혈액 속 당분의 수치를 일컫는데 인슐린의 활동이 저하되거나, 인슐린 자체의 양이 적으면 혈액 속에 당분이 넘쳐나게 된다. 이렇게 인슐린 분비 체계에 문제가 생긴 것이 바로 당뇨병이다.

다른 탄수화물 식품과 비교할 때, 밥은 인슐린 분비를 안정화시킬 수 있는 탄수화물 식품이다. 현미밥을 먹거나, 백미에 잡곡을 섞어 먹으면 체내에서 당질을 흡수하는 데 시간이 꽤 걸린다. 이는 좋은 의미의 긴 시간이다. 탄수화물이 분해되어 혈액 속에 포도당이 급격하게 증가하는 것은 좋지 않기 때문이다. 빵이나 국수는 혈당을 급격히 올리고 결과적으로 인슐린이 널뛰게 하는 원인을 제공한다. 밥은 혈당 억제에 도움을 주는 보약인 셈이다.

빵보다 밥이 좋은 이유는 밥상의 차림새에도 있다. 빵이 주인공인 식탁을 생각해보자. 잼이나 버터 정도가 곁들여질 것이고, 곡물을 가공한 시리얼에는 기껏해야 우유가 곁들여진다. '영양소의 고른 섭취'라는 측면에서 결코 좋다고 할 수는 없다.

치매에는 밥이 답이다, 밥상을 바꿔라!

그런데 밥을 주식으로 하면 다양한 반찬으로 영양소를 골고루 섭취할 수 있다는 이점이 있다. 만약 식사 준비가 번거로우면 밑반찬 등은 주말에 몰아서 준비해두고 아침엔 새로운 반찬 하나 정도만 올려도 무방하다. 익숙해지면 간단히 만들 수 있고 무엇보다 가족이 건강해진다. 아침밥을 먹으면 오전에 두뇌 회전이 좋아지고 몸의 움직임도 활발해지는 경험을 할 수 있다.

🍚 한 끼를 먹어야 한다면 아침밥을

뭘 하나 하더라도 똑 부러지게 하라는 말이 있다. 우리가 매일 먹는 음식이 건강에 가장 큰 영향을 미친다는 사실은 너무도 당연한 것이다. 하루도 거르지 않고 음식을 먹어야 생명을 유지할 수 있기 때문이다. 다만 너무나 당연하기 때문에 자칫 소홀해지기 쉽다. 왜 아침밥을 꼭 먹어야 할까? 그 질문에 대한 답은 신체 대사 기능과 깊이 관련되어 있다.

인간의 두뇌 활동은 체온과 정비례하는데, 아침밥을 먹지 않으면 체온 상승이 원활하지 않아 두뇌의 기능이 떨어진다. 물론 하루 세끼 모두가 인체의 활동에 영향을 미치고 두뇌의 가동에 관여하지만, 특히 수험생 등에게 아침밥이 필수라고 하는 것은 아침부터 두뇌를 많이 써야 하는 경우이기 때문이다. 마찬가지로 나이가 들면서 필연적으로 동반되는 뇌의 노화를 막고 치매를 예방하겠다는 생각이 있다면 아침 식사를 통해 탄수화물과 섬유질, 단백질을 충분히 섭취해야 한다.

치매 예방이라는 측면에서 볼 때, 가장 중요한 끼니는 당연히 아침밥이다. 만약 아침을 굶게 되면 점심식사 때까지 뇌는 정지 상태가 되고, 이후에는 과식을 하기 쉬워서 몸의 밸런스가 엉망이 된다.

물론 1일 3식을 하면서도 몸이 좋지 않은 사람도 있고 1일 2식을 하면서도 건강한 사람이 있으므로 일률적으로 단정하기는 어렵지만, 하루에 먹는 식사 중에 아침밥을 꼭 포함시킬 것을 권한다. 아침 식사를 하는 것이 꺼려지는 이유가 무엇인지 신중하게 생각해보자.

혹시 어젯밤 10시에 치킨에 맥주를 마시지는 않았는지, 허기를 못 참고 밤 11시에 라면을 끓여 먹지는 않았는지 생각해봐야 한다. 어젯밤에 먹은 치킨, 맥주, 라면은 까칠한 입맛과 더부룩한 위장 상태를 만들어 아침밥을 거부하게 만든다. 과식과 야식이 제대로 소화되지 않은 상태에서 의무적으로 아침밥을 먹는다면 반대로 건강을 해치는 행위가 될 수 있다.

아침을 먹을 자격이 있는 사람은 적어도 저녁 8시 전에 식사를 가볍게 끝내고 12시 전에 잠자리에 든 사람이다. 그들은 아침에 일어나면 자동적으로 배고픔을 느끼도록 되어 있다. 다시 말하지만 어떤 이유로 하루에 두 끼나 한 끼를 먹는다면 그중에 아침밥은 꼭 포함되어야 한다. 물론 기억력 개선과 치매 예방까지 생각한다면 하루 세끼를 먹는 것이 바람직하다.

성인의 두뇌 크기는 평균적으로 체중의 2% 정도이지만, 에너지 소비량은 약 20%에 달한다. 마치 도시 중심에 우뚝 솟은 고층 타워가 도시 전체 전기의 20%를 쓰는 것과 같다.

체중의 50%를 차지하는 근육, 피부의 에너지 소비량이 25%라는 사실을 상기하면 뇌에 얼마나 많은 에너지가 집중 투여되고 있는지 짐작할 수 있을 것이다.

뇌는 하루 100g 정도의 포도당을 필요로 한다. 만약 최저 100g의 포도당을 보내주지 않으면 뇌 가운데 있는 신경세포가 죽게 된다. 노화를 포함한 여러 요인으로 신경세포는 자연스럽게 죽게 되는데, 식사를 제대로 하지 않아 그 속도를 더 가속화한다는 것은 있을 수 없는 일이다.

뇌 건강을 지키는 기본 중의 기본이 규칙적인 식사이다. 뇌는 오로지 포도당만을 에너지원으로 취한다. 하루 세 끼 쌀로 지은 밥을 먹는다는 것은 자신의 뇌에 가장 좋은 형태의 포도당을 공급해주는 것이다. 밥을 먹으면 소화기관에서 포도당으로 분해되고 그것이 뇌로 전달된다.

양질의 포도당은 뇌를 자극하고 신진대사를 원활하게 함으로써 몸과 마음을 깨워준다. 또한 긴 공복 시간으로부터 위장을 보호한다. 만약 다이어트 중이라면 반드시 아침밥을 먹도록 하자. 아침을 먹어야 하루 종일 음식을 조절할 수 있는 의지력이 생기기 때문이다.

🍚 밥이 알츠하이머성 치매를 예방한다

성인병은 과도한 육식, 정제된 가공식품이 가져다준 반갑지 않은 선물이다. 입에는 달지만 결과는 무서운 '달콤한 폭탄'과 같은 존재이다. 인스턴트식품과 설탕이 듬뿍 든 음료수는 자극적이고 편리하며 혀를 즐겁게 해주지만 우리의 몸을 망가뜨리고 있다.

2017년 우리나라는 마침내 '고령사회'로 진입했다. 인구 구조상 만 65세 이상의 비율이 7% 이상이면 '고령화 사회', 14% 이상이면 '고령사회', 20% 이상이면 '초고령 사회'라 분류한다.

우리나라는 지난 2000년 7.3%로 고령화 사회로 진입한 지 17년 만인 2017년, 14.2%를 기록해 '고령사회'가 되었다. 이런 속도로 고령자가 증가하면 2026년에 '초고령 사회'에 진입할 것이란 예측이 나왔다.

한국보다 먼저 고령사회에 진입했던 일본은 현재 '초고령 사회'에 속한다. 2015년 말 기준으로 일본은 전체 인구 1억 2,711만 명 중 26.7%인 3,392만 명이 65세 이상의 노인이다. 75세 이상만 따져도 전 인구의 12.9%인 1,641만 명에 달한다.

이런 고령사회에서 가장 무서운 질병은 암이 아니라 치매와 같은 심각한 후유증을 남기는 뇌신경계 질환이다. 생존 기간은 길고, 대응책은 없다. 고령사회가 될수록 치매의 위험에 노출된 사람이 그만큼 많아진다. 치매의 50~70%를 차지하는 알츠하이머성 치매는 고령자와 여성에 많고, 특히 가족력과 우울증이 주된 위험 요인이다.

혈관성 치매는 성인병을 관리함으로써 어느 정도 예방이 가능한 반면, 알츠하이머성 치매는 뾰족한 대응책이 없다. 특히 유전적 소인이 많이 관여된 경우엔 더욱 그렇다.

그렇다 해도 손 놓고 있을 수는 없는 노릇이다. 평소 뇌 건강에 좋은 음식을 골고루 섭취하여 뇌 손상을 막고, 오메가3 지방산을 함유한 생선과 비타민이 풍부한 과일, 채소를 많이 먹는 것이 도움이 된다. 이러한 노력을 통해 치매가 시작되는 시점을 2~3년 뒤로 미룰 수 있다면 충분히 노력할 가치가 있지 않을까?

미국 콜롬비아대학 연구진이 식습관과 치매 발병률과의 상관관계를 분석한 결과, 오메가3 지방산과 비타민을 많이 섭취한 노인은 그렇지 않은 노인보다 치매를 겪을 위험이 훨씬 덜했다고 한다.

치매 예방 및 치료의 가장 중요한 원칙은 이처럼 평소에 모든 음식을 골고루 섭취해서 몸안에 부족한 영양소가 없도록 하는 것이다. 영양소가 부족하게 되면 뇌의 활동에 중요한 역할을 하는 성분들을 충분히 만들지 못하기 때문이다.

그런데 뇌의 활동에 필요한 많은 영양소가 쌀에 들어 있다. 쌀은 그냥 탄수화물 덩어리로 인식되어 왔지만 사실 탄수화물 외에도 단백질, 식이섬유, 비타민, 미네랄, 필수아미노산, 필수지방산, 가바, 항산화물질 등이 고루 들어 있다.

사람의 몸은 희한해서 무언가 부족한 영양소가 있다면 그것을 갈

구하다가 과다하게 섭취하는 경향이 있다. 하지만 밥은 영양이 고루 들어 있어 과식을 유발하지 않는다. 반 공기쯤 더 먹는다고 해서 지나치게 죄책감을 느낄 필요도 없다. 그보다는 폭식, 야식, 기름지고 자극적인 인스턴트음식, 패스트푸드에 더 죄책감을 느껴야 한다. 위가 좋지 않더라도 밥은 부담이 없다. 쌀의 성분 중 프롤라민(prolamin)은 위 점막을 보호하고 위의 기능을 좋게 해 위장장애를 극복할 수 있도록 도와주기까지 한다.

뇌의 노화를 막기 위한 식생활의 중심에 밥이 있다. 노인성 치매인 알츠하이머성 치매를 예방하는 것으로 알려진 카레와 밥을 함께 먹으면 뇌 건강을 위한 최상의 조합이 된다. 카레의 영양 성분은 심혈관질환, 대사질환, 우울증, 만성피로를 막아준다. 카레의 노란색을 띠는 커큐민 성분은 강력한 항산화 작용을 통해 염증을 감소시키므로 치매 진행을 지연시키는 역할을 한다.

카레를 즐겨 먹는 인도인은 알츠하이머성 치매의 발생률이 미국인의 4분의 1밖에 안 된다는 보고가 있다. 전적으로 카레 때문은 아니겠지만 커큐민 성분이 뇌 건강에 도움을 준다는 것은 변치 않는 사실이다.

뇌의 건강을 유지하고 치매와 같은 뇌 질환을 예방하기 위한 식습관 중에 가장 중요한 것은 과식하지 않고 적절하게 소식하는 것이란 점도 알아둘 필요가 있다. 최근에 이루어진 연구에 의하면 섭취하는

치매에는 밥이 답이다. 밥상을 바꿔라!

음식의 칼로리를 40% 줄였을 때 기억력은 28% 증가하고 도파민, 세로토닌 등의 신경전달물질의 파괴가 최고 48%까지 감소한 것으로 나타났다. 평소 과식하지 않고 소식하는 습관을 지키는 것만으로도 기억력을 향상시키는 것은 물론 치매 예방에 큰 도움이 됨을 알 수 있다. 소식을 한다는 것을 끼니를 거른다는 의미로 받아들여서는 안 된다. 오히려 하루 세끼 규칙적으로 식사를 하게 되면 식탐도 줄고 과식도 하지 않게 된다.

음식물을 우리 몸이 흡수할 수 있는 형태로 바꾸는 1차 작업이 씹는 행위이다. 그런데 치아와 턱 근육, 혀를 사용해 음식물을 잘게 부수는 이 행동이 뇌신경과 연결되어 인지 기능 향상을 돕고 뇌 혈류를 증가시킨다. 치아와 뇌에는 말초신경과 중추신경을 연결하는 강력한 신경망이 존재한다는 뜻이다.

따라서 사소한 것 같지만 조금 딱딱하다 싶은 음식을 천천히 꼭꼭 잘 씹는 것이 치매 예방에 도움이 된다. 그런데 이렇게 꼭꼭 씹으려면 치아 관리가 중요하다. 그래서 노인의 경우 남은 치아의 개수가 많을수록 치매에 걸릴 확률이 줄어든다는 말이 나온 것이다.

치매를 촉발하는 원인 중 하나로 지목된 것이 우울증인데, 밥을 빨리 먹는 습관이 우울증을 부를 수도 있다. 우리 몸은 음식물이 들어오면 제일 먼저 혈당치를 높이는 호르몬을 잔뜩 분비하고, 곧이어 혈당치를 낮추는 호르몬을 분비한다. 한 가지 호르몬이 너무 많이 분비되면 문제가 생기기 때문이다. 그런데 이렇게 혈당치가 오르락 내리락하면 뇌의 상태도 천국과 지옥을 오가듯 널뛰게 되는 것이다.

결국 안정감과 행복감을 느끼려면 혈당치를 천천히 올리고 천천히 내리는 식단을 택해야 한다. 그래야 정신 건강에도 좋고 식사 자체가 행복한 경험이 되어 영양분이 온전히 몸을 위해 쓰일 수 있다. 천천히 먹는 습관은 소화와 흡수를 원활하게 하고 인슐린이 필요 이상으로 분비되지 않도록 돕는다. "평생을 빨리 먹었는데!"라고 포기하지 말고 식사를 여유 있게 하려고 노력해보자.

정 급하게 먹는 습관이 잘 고쳐지지 않는다면 '단단한 식재료'를 선택하는 것도 방법이다. 정제된 백미보다는 식감이 거칠고 단단한 현미식을 하면 씹는 횟수도 자연스럽게 늘어나고 식사 시간도 길어지게 된다.

🍚 성인병 예방에도 밥이 좋은 이유

뇌혈관성 치매는 전체 치매의 20~30%를 차지한다. 치매 환자 열 명중 두세 명이 여기에 해당된다는 말이다. 뇌혈관성 치매는 고혈압, 심장병, 당뇨병, 동맥경화, 고지혈증, 흡연 등으로 인해 발생하는 치매를 일컫는다. 과식이나 육류의 과한 섭취로 인해 비만, 고혈당, 고지혈증, 고혈압 등의 질환이 발생하는데 이런 성인병들은 필연적으로 동맥경화를 유발한다. 뇌혈관도 여기서 자유롭지 못하다.

뇌혈관이 노화되면 처음엔 작은 혈관이 막히면서 혈관성 치매로 서서히 진행하게 된다. 뇌혈관성 치매로 향하는 뇌의 노화를 늦추려면 우선 동맥경화의 원인을 제공한 식단을 멈추고 뇌세포에 양질의 영양을 공급해야 한다. 물론 규칙적인 운동도 빠뜨리지 말아야 한다.

성인병을 예방, 관리하기 위해서는 식생활부터 바꿔야 한다는 것은 상식에 가깝다. 당뇨병엔 현미밥을 먹고 하루 1시간 정도 걷기를 해야 한다든가, 고혈압에는 짜고 기름진 음식을 피하고 야채 위주로 섭취해야 한다는 것은 전 국민이 알고 있다. 그런데 이 모든 것에서 가장 중요한 음식이 바로 밥이다. 쌀이 성인병에 효과적인 이유에는 여러 가지가 있지만 대표적인 것만 추려보기로 하자.

첫째, 쌀의 성분 중에서 가바(GAVA, Gamma-Amino Butyric Acid)는 혈액 내 중성지방을 줄이고, 간 기능을 높여줘 성인병을 예방한다. 아미노산의 일종인 가바는 중추신경계 내의 신경전달물질로 뇌를 활성화시켜 기억력 증가, 학습 능력 향상 등에 도움을 주는 것으로 알려져 있다. 또한 당뇨 개선, 성인병과 비만 예방, 스트레스 완화, 콜레스테롤 조절, 에너지 대사 촉진 등의 효능을 지닌다. 수분 유지력이 커서 변비를 막아주고, 인슐린 분비를 제어해 비만, 고혈압, 동맥경화증 등 성인병의 예방을 돕는다. 결과적으로 혈관성 치매를 예방해주는 것이다.

둘째, 쌀은 혈당을 천천히 올렸다가 천천히 내리고 포만감이 오래 유지되도록 한다. 허기가 느껴지지 않으므로 과식을 하지 않게 된다. 밥은 빵, 국수와 달리 식후 혈당 수치를 서서히 증가시킨다. 혈당 수치가 급격히 증가하면 그 만큼 비만 세포에 지방이 많이 저장된다. 쌀의 전분은 밀의 전분에 비해 소화 흡수가 느려서 오히려 급격한 혈당 상승 방지를 돕는다. 쌀에 포함된 전분은 대부분이 저항 전분으로 비만뿐 아니라 고혈압, 당뇨병에도 효과적이다.

셋째, 밥은 복합 탄수화물이다. 복합 탄수화물은 당이 복잡하게 얽혀 있고 섬유질이 많아 포만감이 오래간다. 또 포도당을 혈액 내로 천천히 공급함으로써 에너지를 오랫동안 유지할 수 있게 해준다. 소화기관에 들어가면 당의 연결고리를 끊는 과정이 반복적으로 이루어진다. 단순 탄수화물에 비해 소화에 걸리는 시간이 길고, 이 과정에서 또 칼로리가 소모된다. 쌀은 우리 몸에 에너지를 공급하고 비만과 당뇨병을 예방하는 대표적인 복합 탄수화물 식품이다.

넷째, 당뇨병을 예방하는 식단의 핵심은 섬유질 식품의 공급에 있다. 섬유질은 인체 내에서 소화되지도 흡수되지도 않는 물질로, 흡수되지 않기 때문에 배설이 촉진된다. 즉, 소화, 흡수, 배설이라는 중요한 생리 대사를 조절해주는 기초 물질이 바로 섬유질이다. 식이섬유가 대장 벽에 붙어 있는 찌꺼기 등 각종 노폐물을 흡착해서 빠져

나가므로 장이 깨끗해지는 효과도 볼 수 있다.

섬유질은 곡식의 씨눈, 해조류, 야채류, 과일류에 많이 들어 있는데 특히 식품의 껍질과 씨앗에 풍부하다. 쌀의 가장 겉껍질인 쌀겨에는 섬유질과 식물성 지방이 듬뿍 들어 있다. 또한 쌀의 섬유질은 구리, 아연, 철 등의 성분과 결합해 중금속이 인체에 흡수되는 것을 막아주기도 한다.

농촌진흥청이 공동 주관한 임상실험에서 쌀밥이 비만과 당뇨병 등 대사증후군 예방에 효과가 있고 건강 증진에도 도움이 된다는 사실을 국내 최초로 밝히기도 했다. 예전에는 없던 갖가지 성인병이 만연한 심각한 사태는 한마디로 쌀과 잡곡을 중심으로 하는 전통적인 식생활에서 우리가 너무 멀리 왔기 때문이라고 할 수 있다.

동맥의 역할은 혈액을 심장에서 신체의 각 부분에 운반하는 것이다. 그런 중요한 동맥이 굳게 되면(더 정확히는 동맥의 벽이 막히고 탄력이 떨어지는 것임), 여러 가지 질병이 한꺼번에 발생한다. 고혈압이나 신부전, 심근경색 등이 유발될 수 있으며, 더 나아가 '치매'에 직결되는 뇌출혈이나 뇌경색 등의 원인으로도 작용한다.

그렇다면 동맥경화를 예방하기 위해서는 어떻게 해야 할까? 첫째로 필요한 것은 동맥경화의 원인이 되는 가공식품을 가능한 한 섭취하지 않는 것이다. 동맥경화를 유발하는 대표적인 물질은 콜레스테롤인데, 비타민 E(토코페롤), 비타민 F, 레시틴 등은 콜레스테롤의 흡수를 방해하면서 체내 콜레스테롤을 제거, 배출하는 작용을 한다. 그런데 이런 성분이 풍부한 식품이 바로 현미와 콩이다.

현미의 쌀눈에 함유되어 있는 식물 밀랍 구성 성분인 옥타코사놀 (Octacosanol)은 면역증진 물질인 베타시토스테롤, 항산화 물질인 알파토코페롤, 콜레스테롤 제거 물질인 레시틴, 발육 성장에 좋은 미네랄과 칼슘, 비타민 등 중요한 성분들을 모두 함유하고 있다. 밥을 짓는 과정에서 일정한 온도에 도달하면 그 성분들이 몇 십 배로 증가한다고 한다.

콩에는 레시틴이 풍부하다. 레시틴은 호두, 호박씨, 잣, 땅콩 등의 견과류에 많이 들어 있다. 등 푸른 생선, 미역 등에 많이 포함된 불포화지방산(EPA)이나 타우린 같은 성분도 동일한 작용을 하는 것으로 알려져 있다.

동물성 지방의 흡수와 과산화지질을 억제하는 콩에는 사포닌 외에 식물성 단백질이 많이 함유되어 있다. 콩의 단백질은 혈관을 유연하게 하며 뇌졸중 등을 예방한다. 콩기름에는 리놀레산과 비타민 E가 풍부해 동맥경화 예방에도 효과적이다. 동맥경화가 진행되어 완전히 굳어버린 혈관을 원 상태로 되돌리는 것은 불가능한 일이다. 따라서 평소에 콩 식품을 가까이해서 혈관 건강을 지켜야 한다.

콩밥과 된장찌개, 청국장, 두부, 콩자반 등을 매일 상에 올렸던 전통적인 식생활을 다시 실천해보자. 혈관성 치매와 성인병을 예방하는 첫 단추가 될 것이다. 성인병 예방에 뛰어난 효과가 있다고 알려진 해조류를 콩과 함께 섭취하면 효과는 더욱 높아진다. 콩의 단점을 해조류가 보완해주고, 해조류의 문제점을 콩이 보충해주기 때문이다. 따라서 두 가지를 함께 먹으면 최강의 시너지 효과를 얻을 수 있다.

콩을 볶아 놓고 수시로 10~20알씩 간식처럼 먹어도 좋다. 다시마를 물에 5분 정도 담가 염분을 뺀 다음 찜통에 넣고 푹 쪄서 적당한 크기로 잘라 말려두면 그 또한 훌륭한 간식이 된다. 껌처럼 씹으면 단맛이 나고 치아 운동까지 되므로 복합적인 치매 예방 효과를 볼 수 있다.

🍚 변비 예방 밥상이 치매도 막아준다

속된 말로 잘 먹고, 잘 자고, 잘 싸면 건강하다는 말이 있다. 이 말 속엔 무시할 수 없는 진리가 담겨 있다. 예전엔 잘 먹고, 잘 자고, 잘 싸는 일이 그리 대단한 일도 아니고 불가능한 일도 아니었다. 그런데 이렇게나 풍족한 요즘 세상에서 그 세 가지가 거의 불가능해 보인다는 것은 엄청난 아이러니가 아닐 수 없다.

잘 먹고는 싶은데 공해나 가공식품의 홍수 속에서 깨끗하고 영양가 풍부한 음식을 찾기가 힘들다. 아니면 제대로 소화를 시키지 못하거나 마음껏 먹을 수 없는 병을 갖고 있어 고통 받는 사람들도 많다. 젊은 시절, 돌이라도 소화시킬 것 같던 그 시절이 그리울 뿐이다.

그리고 또 잠은 어떤가? 새벽 두어 시쯤 깨서 다시 잠들지 못하고 이리저리 서성이거나 텔레비전 채널을 돌리며 뜬 눈으로 지새는 분들이 생각보다 많다. 충분히 수면을 취하지 못하니 신경이 날카로워지고 우울증까지 온다.

젊었을 때는 화장실에 들어가면 1~2분 만에 시원하게 나오던 변이 조절되지 않아 고통스럽기도 하다. 변비가 있더라도 다른 사람에게 말 못하고 끙끙 앓는 분들도 많다. 변비는 질병이라고 말하기도 어렵지만 뇌졸중, 위암, 심장병 등을 유발하는 좋지 못한 증상의 일부이다. 전혀 별개의 것으로 보이지만 사실은 혈액의 순환, 뇌세포의 활동, 위와 장의 기능은 모두 밀접하게 관련되어 있다. 우리 몸은 부분이 아니라 전체로 움직이고 있다.

변비가 만연한 데는 현대의 식품들도 한몫하고 있다. 우리의 입맛은 가능하면 부드럽고 달콤한 것을 찾는다. 고기나 생선, 야채와 과일 모두가 입에서 살살 녹는 것을 선호한다. 육류도 지방이 많아 부드러운 부위를 최고로 친다. 바나나도 당도가 높고 식감이 부드러운 것이 고급이다. 우리의 치아가 지금 이런 모습을 갖고 있는 것은 고기와 음식물을 잘 씹어서 위로 넘기라는 신의 섭리이다. 그런데 마트에 가면 굳이 이로 열심히 씹지 않아도 될 음식들이 널려 있다.

부드러운 음식 위주의 식생활은 엄청난 부작용을 가져온다. 인간의 노화를 촉진하고 뇌세포를 퇴화시키는 것이다. 인간은 딱딱한 음식물을 씹음으로써 턱의 근육을 발달시키고 동시에 뇌세포를 자극한다. 뇌세포에 대한 자극이 없으면 지능의 유지와 개발에 문제가 생긴다는 의미다.

현대인들의 턱 근육이 점점 약해지고 있다는 것은 심각한 현상이다. 곧바로 노화로 이어지기 때문이다. 실제로 치아가 없거나 틀니를 착용하면서 연동식을 주로 섭취하는 노인층에서 두뇌가 퇴화하는 현상이 두드러진다.

그런데 부드러운 음식물의 문제는 여기서 그치지 않고 배설 문제에까지 연결되어 있다. 소화가 되지 않은 섬유소 등을 거의 섭취하지 않는 까닭에 대변을 몸 밖으로 배출하는 데 오랜 시간이 걸리게 된다. 또한 사용하지 않는 근육이 퇴화되듯이 대장과 소장이 연동운동을 열심히 할 필요가 없어지므로 점점 기능이 떨어진다. 결국 대장에 변이 머무는 시간이 점점 더 길어지는 악순환이 거듭되고 변비가 생기는 것이다.

배변이란 체내에서 영양분을 소화 흡수하고 남은 찌꺼기를 몸 밖으로 내보내는 일이다. 몸 밖으로 나가야 할 것들이 장시간 신체 내부에 남아 있게 되면 건강에 좋지 않을 것은 명약관화한 일이다. 변비를 예방하려면 딱딱한 음식, 거친 음식을 즐겨 먹어야 한다. 그런 음식들엔 섬유소가 풍부하게 들어 있다. 쌀의 섬유소는 구리, 아연, 철 등과 결합해 중금속이 인체에 흡수되는 것을 막는다. 변비가 있다면 현미밥을 기본으로 여러 가지 야채를 곁들여 먹는 것이 좋다. 그리고 동물성 식품, 케이크, 초콜릿, 청량음료 등은 가급적 삼가야 한다.

콩, 현미, 채소는 섬유질을 다량 가지고 있다. 섬유질은 우리 몸에서 남아도는 영양분과 콜레스테롤, 염분, 기타 병의 원인이 되는 각종 유독 물질을 흡착해서 노폐물의 집합 장소인 대장으로 향한다. 그곳에 모여 있는 노폐물까지 흡착해 대변이란 형태로 몸 밖으로 나오는 것이다. 우리 몸의 청소부라 할 만하다.

섬유질은 대장이 수분을 흡수하는 것을 적절히 막아주어 배설물의 수분을 일정한 수준으로 유지시켜준다. 보통 육식을 많이 하면 변비가 오는 이유는 고기 속에 이런 기능을 하는 섬유질이 거의 없기 때문이다. 배설물의 수분을 대장에게 거의 빼앗기게 되면 변이 딱딱해질 수밖에 없다. 장수하는 사람들이 즐겨먹는 음식은 하나같이 섬유질이 풍부하면서 가공되지 않은 자연식품이라는 사실을 기억할 필요가 있다.

섬유질은 크게 가용성 식이섬유와 불용성 식이섬유로 나눠진다. 가용성 식이섬유는 과일이나 해조류에 주로 들어 있는 섬유질로서 껌이나 젤리처럼 끈끈한 형태를 갖고 있고, 혈액 속에 녹아 들어가

혈관 벽에 붙은 노폐물을 젤리로 흡착해서 몸 밖으로 배출시킨다. 각종 해조류(김, 미역, 다시마, 파래 등)와 과일(토마토, 복숭아, 자두, 살구, 감, 사과, 귤, 오렌지, 배, 바나나 등)에 풍부하게 들어 있다.

불용성 식이섬유는 일반 곡물이나 채소류에 많은 섬유질로서 수세미처럼 거친 형태를 갖고 있으며 물기를 머금으면 팽창함으로써 노폐물을 흡착해 몸 밖으로 배출시키는 기능이 뛰어나다. 씨눈이 붙어 있는 곡식류(일반현미, 찹쌀현미, 흑미, 좁쌀, 보리쌀, 통밀, 콩, 수수, 옥수수, 팥, 율무 등)와 채소류(달래, 쑥, 씀바귀, 냉이, 배추, 상추, 깻잎, 양배추, 쑥갓, 시금치, 파, 부추, 미나리, 호박, 토마토, 고추, 오이, 가지, 감자, 마늘, 양파, 더덕, 도라지, 우엉, 당근, 무, 연근 등)에 많다.

두 가지 식이섬유 중 어떤 것이 좋고 어떤 것이 나쁘다고 단언하기는 어렵다. '골고루'는 여기에도 해당되는 기본 원칙이다. 가능하다면 가용성 식이섬유 20~30%, 불용성 식이섬유 70~80%를 섭취하는 것이 이상적이다.

🍚 밥을 먹는 습관도 대단히 중요하다

외국의 문화 중 한국 사람들이 유독 힘들어하는 것이 있으니 바로 총 식사 시간이다. 특히 2시간 이상 이어지는 유럽의 디너를 못 견뎌 한다. 이탈리아나 프랑스에서는 이처럼 충분한 시간을 가지고 옆 사람과 대화를 나누며 여유롭게 식사를 즐긴다. 과거에는 애피타이저로 시작해서 디저트로 마감하기까지의 시간이 너무 길어 체력적으로도 힘들다는 말이 나왔지만, 요즘은 적절하게 축소되어 즐길 만한 정도가 되었다.

먹는다는 것은 인간에게 중요함을 넘어 신성하기까지 한 행위이다. 뱃속에 음식을 집어넣는 것만을 목적으로 기네스북에 도전하듯 음식을 삼키는 것은 음식에 대한 예의도 아니다. 음식은 시간을 들여서 음미하며 천천히 먹어야 한다.

의학적으로도 비만을 방지하려면 천천히 먹어야 한다. 우리 몸의 포만중추에 "이제 슬슬 배가 불러 온다."라는 신호가 도달하기까지는 20분 정도가 걸린다. 그런데 무언가를 먹는 행위를 5분에 끝낸다면, 포만중추가 "그만 먹어야 해!"라고 명령하기도 전에 이미 그 한계치를 넘어버릴 수도 있다. 실제로 빨리 먹는 사람들이 과식을 하는 경향이 있다.

식습관 중에서 밥을 먹는 속도는 다른 사람들과 쉽게 비교할 수 있다. 자신은 식사를 끝냈는데 동석자들은 절반도 먹지 못했다면, 혹은 다른 사람들은 식사를 끝냈는데 자신은 이제 시작이라면 평균 수치에서 벗어난다고 볼 수 있다. 그런데 한국인들은 정말로 빨리 밥을 먹는다. 느리게 먹는다고 하는 사람조차도 세계 평균으로 따져 보면 빠른 편일 정도다.

오늘 시험 삼아 식사 시간을 재보길 권한다. 아마 아침식사는 10분이면 끝날 것이다. 점심은 더 심각하다. 줄을 서서 음식점 앞에서 기다리거나, 주문을 하고 음식이 나오기를 기다리는 시간보다 식사 시간이 짧다. 김치찌개가 끓는 시간은 20분이 넘어야 하지만 먹는 시간은 10~15분이면 족하다.

그러면 저녁식사는 어떨까. 그나마 가장 긴 식사 시간을 할애하는 것이 저녁 시간일 것이다. 그런데 잘 생각해보면 그것은 식사 시간이 아니라 술을 마시는 시간임을 알게 된다. 단순히 식사만 한다면 길어도 20분 안에 끝날 것이다. 결국 하루 세끼를 먹는 데 순수하게 들어간 시간은 한 시간도 되지 않는다. 이건 그냥 살기 위해 입에 쓸어 넣는 수준이다.

식사할 때는 20~30분 정도 시간을 들여서 천천히 먹도록 해보자. 천천히 먹는 방법으로는 음식 한 수저를 입에 넣고 몇 십 회 이상 씹어 먹기, 한 수저 입에 넣은 후에는 식탁 위에 수저를 내려놓기 등이 있다. 아마 대부분의 한국인들은 식사 시간 내내 수저를 들고 있을 것이다. 오늘이라도 점심 때 식당에 가거든 주변을 살펴보라. 10분도 안 돼서 식사를 끝내는 사람도 많고, 수저를 내려놓는 사람이 거의 없다는 사실에 충격을 받을지도 모른다.

한입을 먹고 있는 동안에도 다음에는 무엇을 먹을까 생각하면서 눈으로 음식을 쫓고, 그 음식을 입으로 가져가려고 젓가락을 계속해서 움직인다. 입에 먹을 것이 들어가 아직 씹기도 전인데 젓가락이

다시 또 움직인다. 정말이지 식사가 아니라 흡입이다.

음식을 빨리 먹으면 소화가 안 되고 과식하게 된다는 문제만 있는 것이 아니다. 불행하게도 음식의 맛을 느끼지 못한다. 식재료는 저마다 본연의 맛을 가지고 있다. 식사는 그 맛을 음미하는 시간이다. 우리나라는 그때 말고는 맛볼 수 없는 제철 식품의 천국이다. 채소나 과일, 생선 모두 제철이 있다. 제철의 대지와 햇살이 깃든 음식을 맛보면서 행복감을 느낄 여유를 내팽개친다는 것은 안타까운 일이다. 빨리 먹어서 살이 찌는 현실도 문제이지만 식사가 단순히 에너지를 섭취하는 동물적 행위에 그치는 것은 슬픈 일이다.

다이어트를 하는 사람들이 매번 다짐하는 것이 있다. "저녁 6시, 혹은 7시 이후엔 아무것도 먹지 않는다."란 규칙이다. 이게 말처럼 쉬웠다면 '항상 내일부터 다이어트'란 우스갯소리도 나오지 않았을 것이다. 밤 10시까지 잘 참았는데 TV에 나오는 라면 광고의 유혹에 못 이겨 라면을 끓여 먹었다는 사람도 있고, 11시에 치킨을 배달시켜 맥주와 함께 먹었다는 사람들도 있다.

'아침은 왕처럼, 점심은 평민처럼, 저녁은 걸인처럼' 먹으라는 말이 있다. 그런데 웬일인지 우리는 딱 그 반대로 하고 있다. 아침은 거르고, 점심은 때우고, 저녁은 하루에 먹을 양(술과 고기를 포함)을 한꺼번에 먹는다. 여기서 끝나면 그나마 다행이다. 집으로 돌아와 11시쯤 가볍게 피자 한 조각과 맥주 1캔 정도를 마셔줘야 하루가 마감된다. 이런 식습관은 비만을 부르는 주문과 다르지 않다.

저녁에 과식을 하면 다이어트는 요원하다. 가벼운 저녁은 자는 동안 체중이 빠지도록 해준다. 배가 고파 잠에서 깨었다고 할 정도가 되어야 살이 빠지기 시작한다. 밤늦게 야식을 먹는 습관은 살을 찌게도 하지만 위와 장의 기능을 약화시키고 다음날 컨디션까지 나빠지게 하므로 삼가야 한다.

자신의 식생활을 되돌아보고 무엇이 문제인지 체크해보자. 나는 충분히 여유 있게 먹고 있는가? 아침은 충분히, 점심은 적당히, 저녁은 가볍게 먹고 있는가? 밤늦게 먹고 있지는 않은가?

🍚 착한 탄수화물의 왕, 밥

탄수화물을 '건강의 적(敵)'이라고 생각해서 기피하는 사람들이 늘고 있다. 탄수화물을 줄이고 단백질과 지방만 섭취하는 다이어트가 유행하기도 하고, 탄수화물의 유해성을 강조한 책이 베스트셀러가 되기도 했다. 그런데 정말 탄수화물은 배척해야 할 대상일까? 결론부터 말하자면 절대 그렇지 않다.

탄수화물은 우리 몸이 제대로 기능하기 위해 꼭 필요한 영양소다. 특히 뇌와 적혈구는 오직 탄수화물만 에너지원으로 쓴다. 탄수화물이 좋으냐 나쁘냐를 따지기보다는 건강을 해치는 탄수화물과 건강한 삶에 꼭 필요한 탄수화물을 구분하는 것이 선행되어야 한다.

당뇨와 비만을 예방, 치료하기 위해서는 탄수화물 섭취를 제한해야 한다면서 '당질 제한 다이어트'를 한 사람들은 극심한 피로와 함께 온몸에 힘이 빠지고 우울해지다가 도리어 살이 더 찌는 현상을 겪기도 한다. 이렇게 무조건 탄수화물을 끊으면 오히려 부작용이 생길 수 있다. 건강 유지에 필수적인 '좋은 탄수화물'과 건강을 해치는 '나쁜 탄수화물'을 구분하지 않았기 때문이다. 한마디로 정리하자면 가공식품과 밀가루 등으로 대표되는 나쁜 탄수화물은 피해야 하지만 밥으로 대표되는 좋은 탄수화물은 먹어야 한다.

그렇다면 좋은 탄수화물과 나쁜 탄수화물은 무엇일까. 좋은 탄수화물은 당(糖) 분자가 3개 이상 결합돼 있는 복합당을 말한다. 현미, 통보리 등 곡류의 겉껍질에 많고 양배추, 브로콜리, 연근 같은 채소에 주로 들어 있다. 나쁜 탄수화물은 당 분자가 3개 미만 결합돼 있는 단순당이다. 지나치게 도정한 백미와 흰 밀가루와 같은 정제된 곡류, 설탕, 과일의 과당(果糖)이 여기에 해당된다. 초콜릿, 과자, 탄산음료 같은 가공식품에도 많이 들어 있다.

탄수화물을 지나치게 섭취하게 되면 열량으로 쓰고 남은 탄수화물이 지방으로 저장되므로 복부 비만을 야기하고 대사증후군의 위험을 높인다. 그러나 이것도 모든 탄수화물에 해당하는 말은 아니다. 탄수화물은 당질로만 이루어진 단순 탄수화물과 당분에 풍부한 섬유질이 결합된 복합 탄수화물로도 분류된다. 단순 탄수화물은 몸에 좋지 않은 영향을 미치는 반면 복합 탄수화물은 몸속에서 천천히 소비되어 우리의 몸이 에너지를 유지하도록 도와준다.

그런데 우리는 탄수화물에 대해 자세히 알지 못한 채, 라면이나 국수, 빵 같이 혈당을 급격히 올리는 단순당 식품으로 배를 채우고는 몸에 이상이 생기면 '그게 다 탄수화물 때문'이라고 말한다. 설탕과 지방으로 범벅이 된 가공식품을 먹고 생긴 생활습관병을 밥을 많이 먹은 탓이라고 한다. 1970년대까지만 해도 지금보다 밥을 훨씬 많이 먹고 탄수화물 섭취 비율(1969년 80.3%, 2012년 64.9%)도 높았지만 건강에 문제가 없었다. 당시에는 보리나 현미 같은 통곡물도 많이 먹었고 콩도 많이 먹었다.

밥에 조금 아쉬운 점이 있다면 백미로 흰 쌀밥을 지어 먹을 때이다. 현미와 잡곡을 섞어서 영양의 균형을 맞춘 밥을 먹는다면 그야말로 질 좋은 탄수화물이라 할 수 있다. 통곡물을 많이 섞은 밥에 제철 채소와 생선, 해조류를 고루 먹는 것이 가장 좋은 식사법이다.

정제하지 않은 곡물의 대명사인 현미는 착한 탄수화물을 대표한다. 적게 가공한 만큼 식이섬유, 미네랄, 비타민, 단백질이 풍부하다. 영양학적으로 완벽한 곡물이라 할 수 있다. 사실 쌀은 질 좋은 탄수화물을 비롯해 단백질, 비타민, 무기질, 지방질이 풍부하지만 도정을 할수록 다른 영양분은 감소하고 탄수화물의 비율이 증가한다. 현미는 백미보다 비타민 B_1과 비타민 E는 4배 이상, 비타민 B_2는 2배, 지방과 철, 인은 2배 이상, 식이섬유는 3배가 더 많이 들어 있다. 또한 현미에 들어 있는 식이섬유는 당분을 서서히 흡수하게 해주므로 다이어트에도 효과적이다. 또 리놀렌산이 많아 동맥경화나 노화 방지에 좋다.

우리나라에서는 즐겨 먹는 식품이 아니었지만 최근에 주목받는 착한 탄수화물이 있다. 바로 귀리다. 귀리 역시 복합 탄수화물로 섬유질이 풍부해 다이어트에 도움이 된다. 쌀보다 당질은 적지만, 지방질은 현미의 두 배이며 섬유소도 현미보다 많다. 서양에서는 귀리를 가루 내어 우유에 섞어 먹는 오트밀(oat meal)을 즐기는데 귀리는 혈압 강하 효과가 탁월하다고 알려져 있다.

검정콩, 강낭콩, 완두콩, 렌틸콩 등 각종 콩은 수용성 식이섬유와 단백질이 풍부하다. 여기에 저항성 전분도 풍부해 소화 속도가 느리므로 포만감을 높여준다.

고구마 역시 좋은 탄수화물인데 가끔 밥 지을 때 고구마를 섞으면 별미가 된다. 고구마는 항산화 능력이 뛰어나고 성인병 예방에 탁월한 것으로 알려져 있다. 고구마 100g에는 무려 30㎎의 비타민 C가 함유되어 있으며 나이아신도 풍부하다. 고구마엔 식이섬유도 풍부해 장운동을 촉진하고 아마이드라는 물질이 있어 장내 유산균이나 비피더스균의 번식을 도와준다.

🍚 찬밥이 대접받는 세상이 왔다

요즘 다이어트를 하는 사람들 사이에 '저항성 전분(Resistant starch)'
이란 단어가 주목받고 있다. 저항성 전분을 먹으면 살이 찌는 것이
아니라 오히려 체중이 준다는 것이다. 소위 '찬밥 다이어트'라는 별
명으로 인기 몰이를 하는 중이다.

저항성 전분 다이어트의 원리는 간단하다. 저항성 전분이 함유된
식사를 하면 지방을 20~25% 더 연소시킬 수 있으며, 저항성 전분이
단 한 끼 식사에만 포함되어도 지방연소 효과는 지속된다는 것이다.
그렇다면 왜 이런 일이 일어날까?

저항성 전분은 실제로 체내에서 음식물을 소화시키는 명령체계를
변화시킨다고 한다. 보통은 음식을 먹으면 탄수화물이 가장 먼저 연
소되지만, 저항성 전분을 섭취하면 지방을 첫 번째 연소 대상으로 삼
도록 명령을 바꾸는 것이다. 지방을 먼저 연소시키기 때문에 운동이
나 일상생활을 위한 에너지가 필요할 때는 탄수화물이 지방을 대신
한다.

그러면 저항성 전분에 대해 조금 더 알아보자. 전분 중에서 체내
에서 소화효소에 의해 분해되지 않는 것이 바로 저항성 전분이다.
아밀라아제가 포도당으로 분해하지 못하니 인체가 흡수할 수 없는
것이다. 그런데 흡수는 되지 않지만 대장에서 박테리아에 의해 분해
되면서 식이섬유와 비슷한 역할을 한다는 것이 중요하다.

일반 전분의 열량은 1g당 4㎉인데 저항성 전분은 1g당 2㎉이다. 일반 전분의 경우, 빠르게 소화되어 포도당으로 흡수되면서 신체는 고혈당 반응을 보이게 된다. 이를 완화하기 위해 인슐린이 분비되고 다시 저혈당이 되는 과정이 반복되다가 이를 감당하지 못하면 어느 순간 비만과 당뇨병 등 각종 질환으로 발전하게 된다.

다시 정리하자면 저항성 전분은 소화효소에 의해 분해되지 않아서 소장에서 흡수되지 않고 대장에서 분해되는 전분으로 식이섬유와 비슷하게 기능한다. 물을 흡수해 스스로 양을 불리기 때문에 포만감을 높여주고 대장 환경을 개선한다. 또한 콜레스테롤을 흡착하여 체외로 배출하고, 혈당과 인슐린 반응을 개선하여 혈당 안정과 체중 감소에도 효과를 나타낸다.

각종 의학 저널에 실린 저항성 전분에 관한 논문에서는 비만과 당뇨병, 대장암과 결장암 등 각종 질병의 예방과 치료에 효과적일 수 있다고 언급되어 있다. 그런데 저항성 전분은 다양한 유형이 존재한다.

세포벽이 있어 소화, 흡수가 어려운 씨앗류, 콩류, 통곡물 종류도 있고, 바나나처럼 날 것일 때는 저항성 전분이 많지만 숙성하면 저항성 전분이 사라지는 종류도 있다. 감자, 쌀처럼 조리 후 따뜻할 때는 저항성 전분 함량이 낮지만 식히면 다시 많아지는 종류도 있다. 밥을 식혀서 '찬밥'으로 먹는 다이어트의 출발점이 바로 여기이다. 따뜻할 때는 끈끈하던 밥이 식어서 딱딱해지면 일반 전분 함량은 낮아지고 저항성 전분은 많아진다.

　연구에 따르면 하루에 섭취하는 탄수화물의 5%만 저항성 전분으로 교체해도 식후 지방 연소율이 30%까지 향상된다고 한다. 쌀을 주식으로 하는 나라인 인도네시아의 한 대학에서 시행된 연구에 따르면, 상온에서 식혔을 때는 저항성 전분이 약 2배가 되고 냉장고에서 식혔을 때는 약 3배가 되었다고 하니 차가울수록 다이어트에 효과적이라 할 수 있다.

　사실 생쌀이나 생감자 등 익히지 않은 식품에는 저항성 전분이 많지만 조리하면 모두 사라진다. 그러나 다이어트를 위해 생쌀을 먹을 필요는 없다. 밥을 식히면 다시 저항성 전분이 늘어나기 때문이다. 밥을 지은 후 아예 냉장 보관하는 것도 방법이다. 냉장 보관했던 밥을 다시 가열해도 저항성 전분 함량이 없어지지 않기 때문이다. 바쁜 생활을 감안한다면 찬밥을 다시 데워서 먹는 것으로 다이어트를 대신할 수도 있을 것이다. 콩에도 저항성 전분이 있으므로 콩밥을 지어서 차게 식혔다 먹으면 더 좋을 것이다.

　참고로 덜 익은 바나나에도 저항성 전분이 풍부하게 들어 있다. 하지만 바나나가 노란색으로 익기 시작하면 저항성 전분이 당분으로 변하기 때문에 맛은 향상되지만 체중 감량에는 효과가 없다. 따라서 저항성 전분 다이어트를 한다면 푸른빛이 돌면서 떫은맛이 나는 덜 익은 바나나를 먹도록 하자.

　감자도 익혀서 24시간 동안 냉장고에 보관하면 소화성 전분이 저항성 전분으로 전환되면서 저항성 전분의 비율이 60% 가까이 증가한다고 한다. 차갑게 식힌 감자를 으깨어 샐러드를 만들어 먹는 것도 좋은 다이어트 방법이다.

첨언하자면 사실 밥 위주의 식단은 웬만하면 살이 찌지 않는 식사법이다. 밥은 열량 소모량이 많은 음식이기 때문이다. 이는 식후 체열 생성 반응으로 설명할 수 있는데, 고탄수화물인 밥은 고지방 음식보다 높은 체열 생성 반응을 일으킨다. 다시 말해 몸에서 열을 더 잘 내도록 한다. 밥을 먹으면 몸이 바로 따뜻해지는 것을 느낄 수 있다. 지방 음식을 먹으면 몸에 쌓이지만, 밥을 먹으면 바로 열량으로 소비한다는 의미다.

체중 증가의 원인으로 탄수화물 중독이 거론되면서 일일 탄수화물 섭취량을 줄여야 한다는 얘기가 나온다. 탄수화물의 적정 섭취량은 300~400g인데 이는 하루 흰밥 3공기만 먹어도 채워지기 때문이다. 하지만 정작 줄여야 하는 것은 밥을 먹고 나서 꼬박꼬박 챙겨먹는 달달한 커피나 탄산음료, 과자, 케이크이다. 아울러 밀가루 음식과 치킨, 삼겹살, 술 등도 줄여야 하는 음식이다.

우리가 흔히 '밥순이'라고 부르는 사람들은 대부분 늘씬하다. 밥과 반찬을 중심으로 한 식단은 살이 찌기 어렵다. 탄수화물 중독이 걱정된다면 밥을 줄일 것이 아니라 오히려 밥을 더 먹어야 한다. 밥은 안 먹으면서 그 대신 살찔 것들만 골라 먹으면 살이 찔 수밖에 없다.

🍚 씹는 사람이 오래 산다

꼭꼭 씹어 먹어야 하는 딱딱한 음식을 밥상에 올리면 치매 예방은 물론 건강을 지키는 데도 도움이 된다. 음식물을 씹는다는 것에는 단순히 위아래 치아가 움직이는 행위 이상의 큰 의미가 담겨 있다.

맛있는 음식을 소개하는 방송 프로그램에 자주 등장하는 말이 있다. 바로 "입에서 살살 녹는다."란 표현이다. 그렇다면 살살 녹지 않고 거친 음식은 맛이 없다는 것일까? 정작 소고기를 다루는 전문가들은 지방이 눈처럼 섞인 부위보다 담백하면서 씹는 질감이 있는 부위를 더 선호한다. 고기를 꼭꼭 씹을 때 나오는 단맛과 감칠맛이 진짜 맛이다. 입에 넣었을 때 녹아버리는 것은 지방의 맛일 뿐이다.

어떤 음식이라도 꼭꼭 씹어야 본연의 감칠맛을 맛볼 수 있다. 입안을 빠르게 통과해서 목으로 흘러 들어가는 음식에는 영혼이 없다. "말은 해야 맛이고, 음식은 씹어야 맛이다."란 말이 왜 생겼을까? 진정한 맛을 느끼고 싶다면 기꺼이 씹는 수고를 해야 한다.

우엉과 무, 당근, 말린 오징어, 말린 문어, 말린 다시마, 북어포 등을 식탁 위에 올려두고 천천히 한번 씹어보자. 조금 딱딱해진 찬밥과 함께라면 더 좋다.

한 입에 서른 번을 씹어서 먹는 것이 좋다고 하는데 사실 실천하기가 쉽지는 않다. 음식이 입에서 죽처럼 변하는 느낌을 싫어하는 사람도 있고, 처음엔 의식적으로 노력해도 잘 되지 않기 때문이다. 하지만 노력을 하다 보면 씹는 기술이 생기고 천천히 조금씩 넘기면서 음식 맛을 제대로 느끼는 경지에 이르게 된다. 식사 시간도 30분 가까이 걸린다. 입안에서 어떤 음식이 어떻게 조화를 이루는지 알게 되고 무엇보다 먹는 행위 자체가 즐거워진다.

　여유를 가지고 천천히 꼭꼭 씹어 먹는 습관을 들이면 느긋한 마음으로 식사를 즐길 수 있을 뿐 아니라 치매 예방에도 도움이 된다. 서른 번을 채우거나, 숫자를 세는 것이 번거롭다면 아예 오래 씹을 수밖에 없는 음식을 식탁에 올리도록 하자. 딱딱한 음식을 먹을 때는 의식하지 않아도 오래 씹게 되기 때문이다.

　주변에 씹는 즐거움을 누리지 못하는 사람들도 있다. 치아가 온전치 못하기 때문이다. 자신의 치아가 얼마나 중요한지는 치아가 없어지고 난 다음에야 안다.

　일본 도호쿠 대학교 대학원 치의학연구과에서 70세 이상 고령자를 대상으로 조사한 결과, 자기 치아의 개수와 치매가 관련되어 있다는 사실을 밝혀냈다. 건강 진단을 받은 1,167명에게 치매 정도를 측정하는 검사를 받게 한 뒤 정상인 집단, 가벼운 치매가 의심되는 집단, 치매가 강하게 의심되는 집단으로 나누었다고 한다.

　그리고 각 집단별로 남아 있는 치아 개수를 비교해 보니 정상인 집단은 자기 치아를 평균 14개 가지고 있었던 반면 치매가 강하게 의심되는 집단은 평균 9.4개였다고 한다. 정상 집단이 자기 치아를

5개나 더 가지고 있었던 것이다.

사랑니를 발치한 성인이 갖고 있는 치아는 모두 28개이다. 따라서 5개의 차이는 무려 20%에 가깝다. 치아가 없다는 것은 씹는 행위가 제대로 이루어지지 않는다는 의미다. 씹는 자극이 약하면 기억을 관장하는 뇌의 해마 주변과 사고 작용을 담당하는 전두엽의 용적이 줄어든다.

다시 말해 씹지 않을수록 치매에 걸릴 확률이 높다는 것이다. 씹는 행위는 좌우 턱 근육을 늘리거나 수축시키는 동시에 뇌의 혈류와 대사가 활성화되도록 한다.

오늘부터라도 딱딱한 음식을 가까이하고 천천히 꼭꼭 씹어 먹는 습관을 들이자. 아울러 자기 치아가 적은 사람과 잘 씹지 못하는 사람일수록 치매에 걸릴 확률이 높다는 점을 기억하고 치아 관리에 좀더 신경을 쓰도록 하자.

앞서 밥을 빨리 먹는 습관을 교정하라고 한 얘기도 이 부분과 일맥상통한다. 우리 몸은 음식물이 들어오면 제일 먼저 혈당을 높이는 호르몬을 잔뜩 분비하고 곧이어 혈당을 낮추는 호르몬을 분비한다. 그런데 천천히 먹는 습관은 소화와 흡수를 원활하게 하고 인슐린이 필요 이상으로 분비되지 않도록 도와준다.

거꾸로 말하면 빨리 먹는 습관은 인체의 항상성을 무너뜨리고 불안정한 상태를 야기한다.

호르몬 분비의 완만한 곡선이 무너지고 오르락내리락하게 되면 기분 상태까지 불안정해지고 우울 증상이 생길 수도 있다. 불편한 사람과 함께 식사하는 것은 좋지 않다. 눈치 보지 않아도 될 사람과 식사할 수 없다면 차라리 혼자서 여유로운 식사를 즐기는 것이 낫다.

성인이 하루에 분비하는 침의 양이 0.5~1.5리터라고 하는데, 나이가 들면 입이 마르는 증상이 생긴다. 그런데 "입에 침이 마른다."라는 말이 어떤 경우에 쓰이는지 생각해보자. 중요한 면접이나 시험을 치를 경우, 긴장도가 너무 높아서 침이 분비되지 않는 경험을 누구나 한 번쯤은 해봤을 것이다.

이렇게 마음이 초조하거나 불안하면 침이 원활하게 분비되지 않는다. 반대로 맛있는 음식을 보면 입안에 침이 고인다. 침은 귀밑샘, 혀밑샘, 턱밑샘이라는 대(大)타액샘과 혀, 입술, 구개 같은 구강 점막에 존재하는 소(小)타액샘에서 분비된다. 침은 소화액이기도 하지만 치아 표면을 청소하거나 치아가 산성화되지 않게 막아주어 충치를 예방하고 항균 작용을 한다.

그런데 중요한 것은 음식을 꼭꼭 씹으면 침의 분비가 촉진된다는 것이다. 나이가 들어 침의 분비가 원활하지 않다면 무엇보다 열심히 씹어야 한다. 내가 열심히 씹어야 나의 두뇌도 열심히 활동한다고 생각하자.

🍚 치매 예방을 위한 밥상을 차려라

비만이 만병의 근원이란 말은 치매에도 해당된다. 지금 비만인 사람이 3년 후 치매에 걸릴 확률은 정상 체중인 사람에 비해 1.8배 높다는 수치가 그것을 말해준다. 그렇다면 비만이 어떻게 뇌 건강을 해치고 알츠하이머성 치매, 혈관성 치매, 기타 치매를 유발하는지 자세히 알아보자.

일단 가장 쉽게 이해할 수 있는 것이 복부비만과 뇌 건강의 관계이다. 복부비만이 있으면 지방 분해 과정에서 생기는 여러 가지 독성 물질이 뇌세포에 직접적인 악영향을 미쳐 치매의 원인을 제공한다. 복부에 쌓여 있던 지방이 녹아 뇌의 미세혈관을 막게 되면서 치매의 간접적 원인으로 작용하기도 한다.

치매를 막기 위해서는 복부비만이 되지 않도록 해야 한다. 복부비만을 예방하려면 에너지 소비에 필수적인 물을 하루에 2리터 이상 섭취하고 지방 연소에 효과적인 비타민, 무기질, 섬유질이 포함된 음식을 충분히 섭취해야 한다.

밥만으로는 한 끼 식사가 되지 못한다. 고기, 생선, 채소 등 다양한 반찬과 어우러질 때 밥의 진가가 드러나고 균형 잡힌 한 끼 식사가 된다. 좋은 식단이라고 하면 어떤 밥상이 떠오르는가? 김치와 나물에 된장국, 장아찌 등 숙성 과정을 거친 발효식품을 곁들이고 두부, 김, 콩자반 같은 밑반찬을 갖췄다면 최고의 밥상이다.

기왕 밥을 먹는다면 치매의 원인을 예방하는 식재료를 비롯하여 치매와 관련이 있는 생활습관병인 뇌졸중, 당뇨병, 고혈압, 동맥경화, 고지혈증, 비만을 예방하는 식품을 함께 섭취하는 것이 좋다. 빵이나 아이스크림, 도넛 등을 피하고 식사는 천천히, 과식하지 않도록 주의하며 꼭꼭 씹어 먹도록 하자. 고등어, 연어, 콩(大豆) 제품, 표고버섯 같은 음식들도 가까이하는 것이 좋다.

영양학적으로 치매 및 인지 기능과 관련하여 주목받는 것이 과일, 채소 등 항산화 효과를 가진 식품이다. 불포화지방산이 많이 포함된 생선도 치매에 효과가 있을 것으로 추정된다. 비타민 중에서는 비타민 E가 항산화 효과가 가장 큰데 짙은 녹색 채소, 곡류의 씨눈, 땅콩, 잣, 호두, 아몬드 등의 견과류에 풍부하다.

지금부터 뇌 건강에 좋은 식품들에 대해 좀 더 자세히 알아보기로 하자.

생선

생선을 자주 섭취하는 사람은 치매에 걸릴 확률이 60% 낮아지고, 알츠하이머의 위험도 70% 낮아진다는 보고가 있다. 생선이 뇌 건강에 유익한 오메가3 지방산을 함유하고 있기 때문이다. 콜레스테롤 수치를 낮추고 혈전 생성을 막아줌으로써 뇌 혈류 흐름을 원활하게 하기도 한다.

DHA는 뇌를 구성하는 지방의 약 10%를 차지하는 필수 지방산으로 정어리, 참치, 고등어, 꽁치, 삼치, 연어 등의 생선에 많이 들어 있다. 이런 생선을 먹을 때는 녹황색 채소와 함께 먹는 것이 좋다. 오메가3 지방산이 공기에 닿으면 산화되어 유해 성분이 생기는데 항산화 성분이 풍부한 녹황색 채소가 이를 예방해주기 때문이다.

채소와 과일

채소나 과일은 일반적으로 건강에 좋지만, 특히 치매 예방을 위해서는 가능한 한 제철 채소와 과일을 적극적으로 섭취하는 것이 좋다. 채소를 많이 섭취할수록 인지 기능 저하를 늦출 수 있기 때문이다. 채소와 과일을 매일 섭취한 사람은 치매가 발생할 확률이 30% 낮다고 한다. 몸에서 발생하는 활성산소는 뇌세포를 손상시키는 유해한 작용을 한다. 따라서 활성산소의 작용을 억제해주는 항산화 효과가 있는 식품을 섭취하는 것이 치매 예방의 지름길이다. 건포도, 블루베리 같은 과일이 대표적인 항산화 식품이다. 콜리플라워, 브로콜리, 양배추, 케일, 무, 청경채, 시금치, 마늘, 생강, 올리브오일, 다시마, 김 등도 챙겨 먹으면 좋다.

견과류

매일 견과류를 한 줌씩 먹으면 뇌를 보호하는 성분을 섭취할 수 있다. 호두, 잣, 땅콩 등에는 손상된 뇌세포 회복을 돕는 레시틴과

세포막을 구성하는 불포화지방산이 풍부하게 들어 있다. 또한 뇌신경을 안정시키고 두뇌 활동을 활발하게 해주는 성분도 들어 있다. 특히 호두에는 오메가3 지방산과 미네랄, 비타민 성분이 풍부하다.

우유

우유 속의 칼슘은 신경 기능을 조절함으로써 뇌 건강에 중요한 역할을 하기 때문에, 우유를 매일 마시면 알츠하이머의 위험이 65% 정도 낮아진다고 한다.

해조류

해조류는 호모타우린 성분을 함유하고 있어 장기 기억에 영향을 미치고 치매 예방에 효과가 있다. 해조류는 기억력을 담당하는 아세틸콜린의 분해를 막고 신경세포를 보호한다. 특히 다시마의 감칠맛을 내는 아미노산 성분으로 알려진 글루타민산은 기억력과 집중력을 향상시켜 치매 예방에 도움을 준다.

육류

육류는 살코기 위주로 적당히 섭취하도록 하자. 육류의 기름을 구성하는 포화지방을 과다 섭취하면 뇌의 인지 기능에 좋지 않은 영향을 미칠 수 있다. 육류를 주로 섭취하는 사람은 채식을 선호하는 사람에 비해 치매에 걸릴 위험이 약 3배 높다고 한다. 따라서 기름기

치매에는 밥이 답이다. 밥상을 바꿔라!

가 많아 부드러운 부위보다는 조금 퍽퍽하더라도 살코기를 먹는 것이 좋다.

다음은 치매를 예방하기 위한 식사 원칙을 간단히 정리한 것이다. 식탁 위에 붙여놓고 식사할 때마다 되새기면 건강을 지키는 데 도움이 될 것이다.

1. 하루 세 끼는 반드시 '밥' 위주로 먹되, 끼니를 거르지 말고 규칙적인 식사를 한다. 다이어트를 해야 한다면 세끼는 그대로 먹으면서 평소 식사량의 80%로 양을 줄인다.
2. 아침식사를 하기 30분 전에는 일어나서 몸을 움직인다.
3. 치킨, 피자, 케이크 등 살찌는 음식을 먹고 싶다면 먼저 밥을 조금 먹고 난 후에 먹는다. 술도 밥을 먼저 먹고 마시도록 한다.
4. 반찬은 한식 위주로 구성하되 반찬보다는 밥을 더 많이 먹는다. 짜거나 기름진 국물은 피하고 맑은 고기 국물 위주로 먹도록 한다.
5. 식사는 천천히 하고, 한 입에 30번 이상 꼭꼭 씹어서 먹는다. 젓가락은 반찬을 집을 때만 들고 그 외에는 내려놓는다.
6. 백미보다는 현미를, 밀가루보다는 백미를 먹는다. 백미를 먹을 때는 콩이나 잡곡을 섞어서 먹는다.
7. 볶거나 튀기거나 구운 음식보다는 찌거나 데친 음식을 가까이 한다.

8. 뇌의 혈액 순환을 돕기 위해 물을 충분히 마신다. 기상 직후, 식사 사이에 틈틈이 마시는 것이 좋다.

🍚 치매가 두렵다면 생활 습관부터 바꿔라

치매 예방을 위해서는 뇌의 노화를 막는 것이 중요하다. 그러려면 두뇌를 충분히 쉬게 하고, 두뇌를 건강하게 해주는 음식과 생활 습관, 그리고 운동법이 필요하다. 다시 말해 생활 자체를 건강하게 바꿔야 한다. 어떤 병을 예방하려면 병을 일으키는 요인들을 찾아서 철저히 제거해야 한다. 치매도 마찬가지다. 이유 없이 치매가 찾아오지는 않는다. 치매를 일으키는 직접적 요인들은 물론이고 잠재적인 요인들까지 일상생활 속에서 잘 찾아서 미리 그 뿌리를 뽑아야 한다.

지금까지 설명했듯이 음식은 치매를 근원적으로 막아주는 예방약에 가깝고, 생활습관은 치매를 막아주는 방어벽이 된다. 평소에 올바른 생활 습관을 가지면 병에 걸릴 위험이 확연히 줄어든다. 생활 습관이 좋은 쪽으로 작용하면 치매를 예방하거나 늦출 수 있고, 나쁜 쪽으로 작용하면 치매를 앞당기게 되는 것이다.

두뇌 활동이란 뇌세포를 지속적으로 자극하는 행위를 말한다. 두뇌를 자극하면 할수록 뇌세포끼리의 연결망이 풍성해지고, 이미 만들어진 연결망은 더욱 견고해진다. 반대로 자극이 없는 무료한 생활

치매에는 밥이 답이다. 밥상을 바꿔라!

패턴을 유지하거나 사회적으로 고립되면 치매의 위험이 높아진다. 나이가 들수록 활발한 취미활동이나 규칙적인 두뇌활동이 중요한 이유가 이 때문이다.

이제는 40대부터 치매를 걱정해야 하는 시대가 되었다. 40대는 각종 성인병이 시작되는 시기이기도 하므로 최소 2년 주기로 건강검진을 받고, 비만 예방을 위해 규칙적인 운동을 해야 한다. 운동을 할 때는 조깅, 걷기와 같은 유산소운동과 근력 강화운동을 병행하는 것이 좋다. 나이가 들수록 근력이 떨어지기 때문이다. 그리고 각종 스트레스로 우울감이 올 수도 있으므로 항상 긍정적이고 유쾌한 생각을 하도록 노력하자. 또 사회생활을 통해 주변 사람들과 적극적으로 소통하고 교류하는 것이 좋다.

무엇보다 중요한 것은 식사를 규칙적으로 하고 하루 30분 이상, 1주일에 3회 이상 유산소운동을 하는 것이다.

다음은 늙지 않는 뇌를 만들기 위한 3가지 원칙이다.

새로운 것을 배운다

요즘 세상은 자고 일어나면 새로운 무언가가 생겨난다. 새로운 기술, 새로운 스포츠, 새로운 취미, 내가 모르는 새로운 영역이 끊임없이 생겨난다. 귀찮고 복잡하다고 외면하기보다는 자신의 관심 분야를 정해 새로운 것을 배워보자. "아무것도 하지 않으면 아무 일도 일어나지 않는다."는 말에서 주어를 뇌로 바꾸면 이렇게 된다.

"아무 일도 하지 않으면 치매가 온다." 나이에 관계없이 새로운 것을 배우는 사람들은 뇌도 젊고 생활도 젊다. 무언가 목표로 정하고 도전하고 시도하는 것보다 더 효과적인 젊음의 비결은 없다.

좋은 수면을 취한다

아무리 좋은 음식을 먹어도 잠의 질이 떨어지는 사람이 건강할 수는 없다. 좋은 수면이란 양과 질 모두에서 몸과 마음을 회복시켜준다. 필요한 수면의 양은 개인별, 연령별로 조금씩 차이가 나지만 성인의 경우 하루 8시간이면 충분하다고 본다.

삶에서 의미를 찾는다

TV 시청도 두뇌 활동을 하는 것이라 봐야 할까? 실제 연구 결과에 의하면 TV 시청을 상대적으로 많이 하는 사람들의 경우, 신체 건강도 인지 건강도 좋지 않다고 한다. 잠자는 시간, 밥 먹는 시간, 일하는 시간을 제외한 모든 시간을 TV 시청에 할애한다는 것은 자신의 인생을 너무 하찮게 대하는 것이다.

우리의 삶을 소중하게 가꾸기 위해서는 노력이 필요하다. 밖에 나가서 자연의 변화를 느끼고, 사랑하는 사람과 시간을 보내고, 자신이 도전할 대상을 찾아보자. 이런 노력들이 뇌를 젊게 만들고 우울증이 숨어들 구석을 원천적으로 차단한다.

🍚 치매를 예방하는 운동법

뇌가 산소와 포도당을 공급받는 통로는 뇌혈관이다. 여기 80대 노인과 20대 청년이 있다고 해보자. 노인은 열심히 운동해서 좋은 뇌혈관을 유지하는데, 청년은 스트레스만 받고 운동은 전혀 하지 않아 뇌혈관이 막혀 있다. 이럴 경우 뇌혈관으로 공급받는 산소와 포도당의 양은 80대 노인이 20대 청년보다 더 많을 수 있다.

뇌도 운동을 통해 근육처럼 강하게 키울 수 있다. 가만히 앉아 '생각하는 뇌'보다 몸을 움직여 '운동하는 뇌'가 더 건강하다는 것을 명심해야 한다. 몸의 에너지 효율을 내기 위해서는 최소 30분 이상의 연속적인 운동이 필요하다고 한다. 이렇게 운동하면 뇌 건강에도 큰 도움이 된다. 최고 심박 수를 유지하면서 1시간에서 1시간 30분 정도 운동하면 뇌 속의 모세혈관까지 산소가 공급되어 세포 하나하나가 깨어난다.

운동은 우리 몸 전체의 신진대사를 활성화시킨다. 두뇌 안에서는 뇌 혈류량이 증가되고 산소 공급이 늘어나서 뇌세포의 성장이 촉진된다. 노인의 경우라면 퇴행이 지연된다. 자신이 흥미를 가질 수 있는 운동을 선택해 규칙적으로 하는 것은 매우 바람직한 일이다.

가장 기본적이면서 당장 할 수 있는 걷기 운동도 치매의 예방과 치료에 큰 도움이 된다. 걷기에서 조금 강도를 높인 등산은 근력을 강화해줄 뿐만 아니라 심신지기를 모두 기를 수 있어 정신과 육체 건강에 두루 좋다. 한의학적으로 보면 인체의 주요 경락과 경혈이 대부분 발을 지나간다. 발을 제2의 심장이라 하는 이유가 그것이다. 따라서 빠른 걸음으로 일정한 시간 걷는 것은 경락과 경혈의 원활한 소통을 통해 뇌로 가는 자극과 기혈의 공급을 강화시켜준다.

유산소 작용과 근력 강화를 동시에 할 수 있는 운동으로는 108배, 맨손체조, 줄넘기 등이 있다. 치매 예방이란 관점에서 보면 어떤 운동이라도 안 하는 것보다는 좋다. 중요한 것은 일상생활 속에서 꾸준하게 실천하는 것이다.

거창한 기구를 사고 헬스 트레이너에게 운동을 배우는 것보다 언제라도 즐겁게 규칙적으로 할 수 있는 운동이 좋은 효과를 거둘 수 있다. 사실 언제 어디서든 간편하게 할 수 있는 운동들이 치매 예방과 치료에 더 효과적이기도 하다. 내 몸의 감각기관인 손과 발을 통해서 직접 뇌에 자극을 줄 때 운동 효과가 더 좋기 때문이다.

— Part 03 —

밥이 되는
쌀, 잡곡, 콩 이야기

백미, 현미, 좁쌀, 찹쌀, 옥수수, 수수, 율무, 기장, 밀, 보리, 메밀 등을 곡물이라 칭한다. 이 곡물들은 원기를 보충하고 비장과 위장을 튼튼하게 하며 비음(脾陰)을 자양하고 심한 갈증을 가시게 하는 효능이 있다. 곡류는 대표적 탄수화물 식품으로, 체내에서 소화된 후 포도당으로 분해되어 혈당을 상승시키는 것으로 알려져 있다. 그러므로 하루에 너무 많은 양을 먹는 것은 좋지 않다. 보통 하루에 200~240g을 4~5회에 나누어 먹는 것이 적당하다.

노란콩(두부, 콩나물 포함), 검은콩, 붉은팥, 녹두 등 잡곡류는 비장을 튼튼하게 하고 원기를 보충해주는 곡류의 효능에 덧붙여 폐와 신장의 기능을 북돋워준다. 또한 특유의 성분이 있어 소화를 촉진하고 소변을 잘 나오게 해서 부기를 가라앉힌다. 콩류에는 풍부한 단백질이 들어 있는데, 단백질은 체내 각 조직을 구성하는 주요 성분이면서 인슐린의 구성 물질이기도 하다. 또한 콩과 콩 가공품에는 콜레스테롤을 낮추는 효능이 있어 대사성질환을 갖고 있는 사람의 식단에 반드시 포함되어야 한다. 그러나 콩류에 주로 들어 있는 식물성 단백질에는 인체에 꼭 필요한 아미노산이 결핍되어 있는 경우가 있으므로 동물성 단백질로 보충해 주는 것을 잊지 말아야 한다. 이 때문에 콩류 식물을 주식으로 할 때라도 약간의 육류나 생선, 달걀 등을 곁들이는 것이 좋다.

오랜 세월 동안 우리 밥상의 주인공이었지만, 이제는 조금씩 외면받고 있는 곡류와 콩류에 대해서 좀 더 자세히 알아보자.

🍚 우리 민족의 생명인 곡식, 쌀

쌀이란 벼 열매의 껍질 층을 벗겨내어 먹기 좋게 가공한 것을 말하는데 이 과정을 '도정'이라고 한다. 쌀은 도정의 정도에 따라서 크게 백미와 현미로 나눠지고, 벼 껍질을 어느 정도 벗겨내는가에 따라서 1분도에서 13분도까지 세부적으로 분류하기도 한다.

1분도는 현미를 말한다. 벼의 과피만 벗겨낸 상태이며 쌀겨와 배아가 살아 있어 영양 측면에서 백미보다 훨씬 우수하다. 5분도는 현미와 백미의 중간 상태라 할 수 있다. 우리가 즐겨 먹는 흰쌀밥은 현미의 바깥쪽을 대부분 깎아낸 10분도 상태이다. 하얀 색깔과 부드러운 식감을 위해 왕겨, 쌀겨는 물론 쌀눈(배아)의 영양까지 포기한 것이 바로 백미다. 따라서 백미의 주성분은 탄수화물(당질)이다. 다른 성분들은 주로 배아에 집중되어 있기 때문이다. 백미와 현미를 비교하면 탄수화물은 백미에 많지만, 다른 모든 영양소는 현미 쪽이 월등하게 많이 갖고 있다.

쌀의 가장 바깥쪽엔 겉껍질인 왕겨(과피)가 있고, 그 아래에 속껍질인 쌀겨(미강)가 있다. 그 다음으로 호분층이 있다. 다시 그 아래에 우리가 알고 있는 하얀 쌀인 백미(배유, 배젖)가 있는데, 백미의 한쪽에 쌀눈(배아)이 붙어 있다. 쌀의 영양소는 60~70%가 쌀눈에 들어 있으며, 5%는 백미에, 나머지는 쌀겨 부분에 포함돼 있다.

호분층과 배유 및 쌀눈의 영양가를 비교해 보자. 호분층엔 탄수화물이 가장 많이 함유되어 있으며, 그 다음으로 수분 · 단백질 · 지질 그리고 무기질의 순으로 들어 있다. 무기질로는 인이 가장 많고 칼륨, 마그네슘, 칼슘의 순으로 들어 있는데 칼슘 함량이 적은 것이 특징이다. 배유 역시 탄수화물이 주성분으로 다음으로는 단백질 · 지질 · 회분 등의 순으로 들어 있다. 무기질로서는 인 · 칼륨 · 마그네슘과 칼슘을 함유하고 있으며, 호분층과 마찬가지로 비타민 B_1을 갖고 있다.

배아미는 배아가 붙어 있는 쌀인데 최근 배아정미라는 이름으로 유통되고 있다. 소화가 잘 되고 백미에 비해 비타민 B_1, 비타민 B_2, 비타민 E 등을 거의 2~3배 함유하고 있는 것이 특징이다.

◉ 쌀겨

쌀겨는 주로 닭이나 돼지 등의 가축용 사료로 사용된다. 쌀겨를 먹고 자란 닭이 낳은 달걀은 윤기가 흐르며 맛도 매우 뛰어나다. 그만큼 쌀겨에는 각종 영양소가 풍부하게 들어 있다는 이야기다.

벼의 껍질(왕겨)만 살짝 벗겨낸 상태를 현미라고 하는데, 우리가 보통 주식으로 먹는 흰 쌀밥은 현미를 더 벗겨내 '배유'라고 하는 부분만 남긴 10분도미에 가깝다.

쌀겨란 현미에서 정백미로 도정하는 과정에서 생기는 과피, 종피, 호분층 등의 분쇄 혼합물이다. 따라서 쌀겨는 정백미를 만들기 위한 부산물이지만 영양 측면에서는 상당히 우수한 식품이다. 쌀겨에는 각종 비타민을 비롯해 철분, 인 미네랄 등 다양한 영양소들이 함유되어 있다. 쌀겨의 표준적인 화학조성은 100g 당 수분 13.5g, 단백질 13.2g, 지방 18.3g. 당질 38.3g, 섬유소 7.8g, 무기질 8.9g이다. 비타민 B_1이 100g 중 2.5g이나 들어 있으며 비타민 E도 풍부하다.

쌀겨의 풍부한 식이섬유는 장의 작용을 활발하게 해주어 배변을 촉진하므로 아무리 지독한 변비도 해결할 수 있다. 또한 식이섬유는 장내의 비피더스균을 증가시켜 장내에 기생하고 있는 세균의 밸런스를 유지해주는 기능까지 하므로 궁극적으로 대장암까지 예방된다.

최근 장 건강이 면역력과 직결된다는 연구 결과들이 나오고 있다. 비피더스균이 증가하면 장이 건강해지므로 노화 방지와 면역력 강화에도 효과를 볼 수 있다. 또한 지방간을 예방하는 데도 효과가 있다. 쌀겨의 성분은 소장 내 칼슘의 흡수를 억제하기 때문에 결석이 생기기 쉬운 사람에게 특히 좋다. 중년 이상의 여성들은 칼슘 부족으로 고통 받는 경우가 흔한데, 쌀겨와 멸치를 함께 먹으면 칼슘 보충에 큰 효과를 볼 수 있다.

◉ 현미

현미는 벼의 겉껍질만 벗겨서 쌀눈이 그대로 남아 있는 그야말로 살아 있는 쌀이다. 현미의 쌀눈에는 생명을 잉태시키는 수많은 정보와 영양소가 들어있을 뿐 아니라 섬유소와 배독작용이 강한 피트산(fit acid)이라는 성분이 많이 함유되어 있다. 농약의 독성은 말할 것도 없고 체내의 독소까지도 몸 밖으로 배출시켜주는 것이다. 쌀눈에는 비타민 종류를 비롯한 갖가지 영양분이 다량으로 함유되어 있고 생명의 에너지를 품고 있어 놀라운 효능을 발휘한다. 현미가 '음식 중의 음식이요, 약 중의 약'으로 꼽히는 이유가 여기에 있다.

현미의 성분

현미의 쌀눈 속에는 풍부한 단백질, 지방, 탄수화물 외에 섬유질과 비타민 B_1, B_2, B_3, B_6, B_{15}, B_{17}, 비타민 E, 비타민 C, 판토테인산, 콜린, 칼슘, 칼륨, 나트륨, 리놀산 등이 균형 있게 함유되어 있다. 거의 모든 양양소가 총집합되어 있다고 해도 무리가 없다. 여기에 발암 인자를 억제하는 킬레이트 물질까지 들어 있어 그야말로 영양의 보고다. 현미와 5분도미, 배아정미, 백미의 영양 성분을 비교해 보면 에너지와 탄수화물 이외의 모든 항목에서 현미가 가장 우수하다. 특히 쌀의 지방질은 껍질층에 많이 함유되어 있으므로 리놀산 역시 현미에 가장 풍부하게 들어 있다. 비타민 B_1과 비타민 B_2 역시 다른 식품에 비해 풍부한 편이다. 섬유질 또한 풍부해 위장의 활동을 돕는다. 현미의 특이한 성분이라면 비타민 B_{15}라고 불리는 판가민산이다. 호흡을 통해 체내에 들어온 산소를 헤모글로빈이 세포까지 운반하면, 세포의 문을 열고 세포 속으로 산소를 넣어주는 물질이 판가민산인데 항암제의 기능도 수행한다. 현미의 트립토판과 타이로신 성분은 머리를 검게 만드는 데 도움을 준다.

백미와 비교해보면 현미에는 비타민 B_2가 2배, 비타민 B_1은 4배, 비타민 E 역시 약 4배 많이 들어 있다. 특히 현미를 발아시키면 심혈관계 질환에 좋은 감마 오리자놀, 신경전달물질인 가바(GABA) 등 유효성분의 함량이 대폭 증가할 뿐만 아니라 소화 흡수율도 높아진다.

현미의 효능

① 고혈압 예방 : 현미의 식물섬유는 혈압을 내리고 혈중 콜레스테롤을 감소시키고, 리놀산은 혈중 콜레스테롤과 중성지방(트리글리세라이드)을 감소시키는 작용을 한다. 현미에 풍부한 칼륨은 나트륨 배출을 도와주므로, 고혈압 환자가 현미식을 하면 체내 나트륨을 배출해 혈압을 내리는 데 효과적이다.

② 암 예방 : 특히 대장암과 유방암 예방에 효과적이다. 왜냐하면 이들 암은 식물섬유와 깊은 관계가 있기 때문이다. 의학적으로 볼 때 현미의 배아 속에는 암을 예방하는 항암물질인 '베타시토스테롤'이 포함되어 있어 암 예방 및 치료에 효능을 나타낸다.

③ 심장 건강 증진 : 현미는 식물 세포벽을 형성하는 데 도움이 되는 많은 양의 식물성 리그난을 가지고 있다. 그래서 심장 질환을 비롯해 다양한 질병을 예방하는 효과가 있다. 또한 현미의 중요 영양소인 마그네슘은 심장 건강에 절대적으로 중요하다.

④ 각종 영양소 공급 : 현미에는 다량의 비타민과 칼슘, 미량 성분이 풍부하게 포함되어 있다. 그중 쌀겨와 배아에 많은 비타민 B_1은

당질대사에 필수적인 물질이다. 현대인처럼 정백된 쌀과 빵을 비롯한 탄수화물 위주의 식사를 하는 경우 반드시 필요한 영양소이다.

⑤ 당뇨병 위험 감소 : 현미에 포함된 풍부한 섬유질은 수분의 함량을 높여 변비를 예방하고, 인슐린 분비를 늦춰 당뇨 예방에도 좋다.

⑥ 각기병 및 변비 예방 : 각기병 예방에 좋은 비타민 B₁은 쌀의 당질을 에너지로 전환하는 대사작용에 관여하기 때문에 피로회복에 도움이 된다. 현미의 쌀겨층에 들어있는 식물성 섬유가 장벽을 자극해 장의 연동운동을 도와주므로 변비가 해결되는 것이다.

⑦ 냉증 치유 : 현미는 완전 연소가 가능하므로 냉증을 예방하고 치료할 수 있다.

⑧ 대사 촉진 : 현미에 함유된 망간은 영양소 흡수, 소화효소 생성, 뼈 형성, 혈액응고 인자 형성 및 면역계 방어 등 많은 필수 기능에 필요한 미네랄인데, 현미 1컵으로 망간 요구량의 88%를 충족시킬 수 있다. 우리의 몸이 혈당을 조절하고 칼슘을 적절히 흡수하며 탄수화물을 대사시키는 데 도움이 된다.

⑨ 콜레스테롤 수치 조정 : 쌀겨와 섬유소는 건강에 해로운 나쁜 콜레스테롤(LDL) 수치를 낮춰준다. 현미를 섭취하면 섬유소의 효과로 인해 자연스럽게 신체의 콜레스테롤 수치가 낮아진다. 소화기관에서 섬유소가 콜레스테롤과 결합해 몸 밖으로 배출되기 때문이다.

⑩ 글루텐 프리 : 식이요법에서 글루텐을 피해야 하는 사람들은 섬유질과 비타민 B군 부족 현상을 겪게 된다. 현미는 글루텐을 제외한

섬유질과 비타민 B군을 얻을 수 있는 아주 좋은 공급원이다.

현미식을 보완하는 식품들

① 채소 : 현미에는 비타민 C가 전혀 들어 있지 않아 이를 보완하기 위해서는 채소를 많이 섭취할 필요가 있다. 과일을 많이 먹으면 충분하지 않느냐고 생각할지 모르겠지만 과일만으로는 생각한 것만큼의 비타민 C를 취할 수 없다. 채소는 비타민 C 이외에도 칼슘, 철분 등의 주요 공급원이다.

감귤, 딸기, 감 등은 비타민 C를 많이 함유하고 있다. 그러나 주의해야 할 것은 아무리 비타민 C가 풍부한 과일일지라도 한 번에 먹는 양이 적으면 소용이 없다는 점이다. 예컨대 레몬은 과즙 100g에 비타민 C가 45mg 들어 있지만 한 번에 먹는 양이 2스푼 정도라면 섭취하는 비타민 C의 양은 14mg밖에 되지 않는다.

비타민 C가 많은 채소로는 시금치, 브로콜리, 무청, 호배추, 토마토, 피망, 감자, 고구마 등을 들 수 있다. 특히 무청은 비타민 A 전구체인 카로틴이 풍부한 대단히 좋은 식품이다.

② 식물성 단백질 : 콩에는 콜레스테롤을 함유되어 있지 않은 양질의 단백질이 풍부하다. 뿐만 아니라 리놀산이 많고, 혈중 콜레스테롤을 조정하는 레시틴과 비타민 E도 많이 함유하고 있다. 그러므로 현미와 콩을 조합하면 더욱 우수한 단백질을 섭취할 수 있다.

콩을 가공한 두유는 현미와 썩 잘 어울린다. 현미의 거친 식감에 두유와 같이 부드러운 식품이 보완되면 현미의 맛이 한결 좋아지는 것이다. 여러 종류의 콩을 섞어 밥을 짓거나, 두부를 찬으로 조리하여 현미밥과 함께 먹으면 단백질의 상승작용을 기대할 수 있다.

③ 동물성 단백질 : 가끔 현미밥을 먹는다고 반찬을 소홀히 하는 경우가 있다. 현미는 영양이 우수하니까 생선이나 고기, 계란, 우유 같은 단백질은 먹지 않아도 된다는 잘못된 생각을 가진 사람도 있다. 하지만 아무리 영양이 많은 현미를 주식으로 한다 해도, 찬을 균형 있게 먹어야만 건강을 유지할 수 있다. 특히 동물성 단백질이 부족할 수 있으므로 균형 있는 식생활에 신경 써야 한다.

현미식 하는 방법

현미식을 할 때는 잘 씹어 먹는 것이 무엇보다 중요하다. 잘 씹으면 각종 분해 효소를 가진 타액이 충분히 분비되어 현미의 소화 흡수율이 좋아지기 때문이다. 중·장년층이라면 한 숟갈의 현미밥을 자신의 나이만큼 씹는 것을 추천하고, 젊은 사람이라면 최소한 30~50번 씹기를 권한다. 가장 이상적인 횟수는 100회로 알려져 있다.

현미식을 할 때 반찬은 너무 많지 않은 것이 좋다. 반찬 가짓수가 많으면 아무래도 밥을 적게 먹게 되는데, 밥의 양이 적어질 경우 몸이 냉해지고 신진대사가 둔해질 수 있다. 밥의 양이 적다는 것은 상대적으로 수분이 많은 채소나 해조류를 많이 먹게 되는 것이므로 소화 능력이 떨어질 수도 있다.

아이의 경우 현미밥에 물을 더 붓거나 묽은 간장을 타서 연하게 조리하여 먹이면 좋다. 소화력이 좋지 않은 장·노년층의 경우라면 채소즙을 첨가해 현미밥을 짓거나 흰콩, 검은콩, 수수, 조, 율무, 팥 등의 잡곡과 섞어 밥을 지으면 훨씬 먹기 편하다.

현미의 풍부한 영양

현미의 풍부한 영양분 중 특히 주목할 만한 것은 식물섬유, 지방질, 철분, 비타민 B_1과 B_2, 나이아신, 비타민 E 등이다.

식물섬유(섬유질)는 소화, 흡수가 되지 않는 불소화물로서 체내에서 대단히 중요한 작용을 한다. 변비를 방지하고, 비타민 B_2를 생산하는 장내 유산균의 증식을 촉진하는 것이다. 그리고 혈액 중에 남아도는 콜레스테롤을 배설시키고 발암물질과 중성지방의 흡수를 막아준다. 껍질 층에 많이 함유된 리놀산은 혈중 콜레스테롤을 감소시키므로 성인병과 고혈압 예방에 효과적이다. 또한 현미에 풍부한 철분은 빈혈 예방과 치료에 도움을 준다.

당질 대사에 필요한 비타민 B_1이 부족하면 힘이 없고 피곤하며 건망증이 생긴다. 또한 뇌기능이 저하되고 각기병에 걸릴 우려가 있다. 현미밥 약 600g에는 비타민 B_1의 1일 필요량이 들어 있으므로 세 끼 모두 현미식을 한다면 비타민 B_1 걱정을 할 필요는 없다. 비타민 B_2는 B_1만큼 많지는 않으나, 다른 식품에 비해서는 풍부한 편이다. 비타민 B_2는 대사 기능에 중요한 역할을 하므로 부족하면 전신에 여러 가지 문제를 일으킨다. 또한 나이아신이 부족하면 피부가 거칠어진다. 비타민 E는 노화를 방지하고, 성인병을 예방하고, 혈행을 좋게 하며, 여성호르몬의 밸런스를 조절하는 등 많은 기능과 작용을 한다. 또한 알레르기 증상을 개선시킨다.

현미는 살아 있는 쌀로서 백미에 비해 19배나 많은 영양소를 함유하고 있다. 현미의 표준적 화학조성을 백분율로 표시하면 수분 15.5%, 단백질 7.4%, 지질 3.0%, 당질 71.8%, 섬유 1.0%, 회분 1.3%이다. 겉껍질만 깎은 현미는 백미에 비해 저장성이 좋고 병충해나 미생물의 해가 적다는 것이 특징이다.

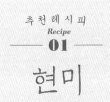

추 천 레 시 피
Recipe
01

현미

· 현미잡곡식 ·

현미 70%에 통보리, 콩, 조, 수수, 깨 등 잡곡류를 30% 넣어 밥을 짓는 것을 기준으로 하되, 식구들의 입맛에 맞게 비율을 조정하여 자기 집만의 현미잡곡밥 레시피를 개발하는 것이 좋다. 단, 현미는 물에 충분히 불린 다음 압력밥솥에 밥을 지어야 식감이 부드럽다. 현미에 찹쌀현미를 적절히 섞으면 더 맛있게 먹을 수 있다.

· 현미잡곡생식가루 ·

현미, 통보리, 콩, 기타 잡곡류를 적당량 배합한 후 분쇄기에 넣어 갈기만 하면 훌륭한 생가루 식품이 된다. 이때 콩은 갈기 전에 살짝 볶아서 비린내를 없애는 것이 좋다. 생식가루를 보관할 때는 가능한 한 공기에 노출되지 않도록 한다.

영양소(100mg 기준)		백미(mg)	현미(mg)	백미 대비 현미의 함량
무기질	칼슘	6	10	약 1.7배
	인	140	300	약 2.1배
	철분	0.5	1.1	약 2.2배
	나트륨	2	2	같음
	칼륨	110	250	약 2.3배
비타민	비타민 B₁	0.2	0.54	약 2.7배
	비타민 B₂	0.03	0.06	약 2배
	비타민 B₃	1.4	4.5	약 3.2배
	비타민 E	0.4	1.16	약 2.9배

표8_백미와 현미의 영양 비교(출처: 식품의약품안전처 식품안전정보포털)

◉ 찹쌀

찹쌀은 찰벼에서 나온 쌀로 곡식 중에서 열(熱)을 가장 많이 낸다. 찹쌀에 함유된 녹말은 거의 아밀로펙틴인데 멥쌀보다 찰지지만 소화는 오히려 더 잘 된다. 멥쌀과 찹쌀을 구분하는 기준은 전분 중 아밀로오스와 아밀로펙틴의 함량이다. 멥쌀은 아밀로오스가 20~25%이고 아밀로펙틴이 75~80%인데 반해, 찹쌀은 거의 아밀로펙틴으로 구성되어 있다. 아밀로펙틴은 떡의 찰진 성분인데 찌면 강하게 달라붙는 성질이 있다. 이렇게 제형에는 큰 차이가 있지만 영양학적으로는 멥쌀과 찹쌀에 큰 차이가 없다. 한방에서는 설사를 자주 하거나 위장이 약해 늘 속이 거북한 사람에게 찹쌀을 약으로 사용하기도 한다.

찹쌀의 효능

① 소화촉진 : 찹쌀은 비장과 위장을 따뜻하게 하여 소화를 이롭게 한다. 찹쌀의 약성이 따뜻하기 때문에 몸이 따뜻해져 기운을 도와주기 때문이다. 찹쌀의 프롤라민 성분은 위의 소화액 분비량을 늘려주므로 소화불량에 효과를 볼 수 있다.

② 혈액순환 : 찹쌀의 비타민 E 성분은 혈관세포를 튼튼하게 만들어 주고 혈액순환을 방해하는 노폐물과 콜레스테롤을 없애준다. 혈류의 순환을 개선해 동맥경화나 고혈압 등의 심혈관질환 예방에도 탁월한 효능을 보인다.

③ 뼈 건강 : 찹쌀은 비타민 D 성분도 많이 갖고 있어 체내 칼슘의 흡수를 돕고 뼈 건강을 좋게 해준다. 찹쌀로 지은 밥과 풍부한 칼슘이 함유된 반찬은 어린이 성장발육에도 좋고 중 · 노년층의 골다공증에도 좋다.

④ 기력회복 : 찹쌀의 주요 성분인 아밀로펙틴은 소화 흡수도 잘 되면서 만성피로나 무기력증에서 벗어나게 도와준다. 야뇨증이나 식은땀으로 고생하는 분들도 꾸준하게 섭취하면 기력을 회복하고 활기찬 생활을 할 수 있다.

⑤ 노화방지 : 찹쌀의 풍부한 비타민 E 성분은 항산화 효과를 발휘

찹쌀영양밥

· 재료 ·

찹쌀 800g, 팥 150g, 대추 70g, 밤 150g, 소금 약간

· 만드는 방법 ·

1. 찹쌀은 깨끗이 씻어 3시간 정도 물에 불렸다가 건진다.

2. 팥은 깨끗이 씻어서 팥알이 터지지 않을 정도로 삶는다.

3. 밤은 껍질을 벗겨 2~4등분 한다. 대추는 깨끗이 씻어서 2~3등분 한다.

4. 불린 찹쌀에 팥, 대추, 밤을 고루 섞고 소금으로 간한 후 찜통에서 찐다.

5. 가끔 골고루 섞어 주며 밥이 고슬고슬하도록 찐 다음 그릇에 담는다.

한다. 노화의 주된 원인이 되는 활성산소 제거를 촉진해 세포 노화를 막아준다.

⑥ 변비 완화 : 섬유소가 매우 풍부하여 장 건강에 유익하다. 장운동을 활성화시켜 주므로 변비로 고생하는 사람이 섭취하면 효과적이다. 반대로 설사와 같은 증상을 완화해주는 효과도 있다.

⑦ 임산부 건강 : 찹쌀은 태반의 건강을 돕고 자궁출혈을 막아주는 효능으로 임신부 건강에 유익하다. 또한 모유 수유를 하는 산모의 영양 공급에도 좋다.

⑧ 속쓰림 완화 : 찹쌀은 위장이나 십이지장 궤양으로 속이 쓰리고 아플 때 위벽을 보호해주는 역할을 한다. 찹쌀로 죽을 끓이거나 떡

을 해 먹으면 속 쓰린 증상이 호전된다.

찹쌀 섭취 시 주의사항

보통 위장이 좋지 않거나 위에 염증이 있는 사람은 멥쌀 대신 찹쌀을 취하는 것이 좋다고 알려져 있지만, 사람마다 소화 능력이 다르므로 무조건 찹쌀을 먹는 것은 도움이 되지 않는다. 또한 찹쌀은 몸을 따뜻하게 해주기 때문에 몸에 열이 많은 사람이 과하게 섭취하면 오히려 소화 장애가 올 수도 있다.

🍚 소박하지만 훌륭한 곡식, 보리

보리는 세계 4대 작물 중의 하나이다. 보리의 원산지는 대체로 밀과 일치하는데, 재배한 역사는 대략 1만 년에 이른다. 우리나라에는 기원전 1세기경에 중국에서 전해진 것으로 알려져 있다. 보리는 파종 시기와 추위에 견디는 정도에 따라 겨울보리와 봄보리로 구분되는데 우리나라에 자생하는 종류는 대부분 겨울보리이다.

보리의 성질은 온화하고 맛은 짭짤하며 독이 없다. 사실 보리는 쌀에 비해 맛이 뒤지고 조리하기 불편하다는 점 때문에 사람들로부터 외면을 받아왔다. 게다가 식량 자급이 완전히 이루어진 지금, 우리 국민들은 아예 쳐다보지도 않는 곡식이 되었다.

그러나 최근 보리가 '오곡의 으뜸'이라고 할 만큼 훌륭한 식품이라는 사실이 뒤늦게 알려지면서 보리밥 전문식당이 인기를 끌고 있다. 뿐만 아니라 보리쌀을 섞어 먹는 가정이 늘어나고 있는 추세이다. 보리밥을 지을 때는 백미와 보리를 7:3 비율로 하는 것이 가장 좋다고 한다.

보리의 성분

보리에는 탄수화물, 지방, 단백질의 3대 영양물질과 비타민 B_1, B_2, B_3, B_6, B_{15}, B_{17}가 고루 들어 있다. 보리의 영양성분은 백미의 100배 이상이며, 덜 씹어도 소화가 잘 되고 영양분도 현미 이상으로 풍부하다. 보리밥은 장내 세균 활동을 왕성하게 하여 체내에서 합성되는 비타민의 양을 증가시킨다. 보리에 들어있는 칼슘은 쌀의 4배이고 엽산은 쌀의 16배에 달한다. 비타민 B_2는 3배, 아연은 2배, 인은 3배이다. 철분도 쌀보다 약 4배 많아 빈혈 예방에 효과적이다. 섬유소는 쌀에 비해 10배 이상 많음이 밝혀졌다. 또한 보리에는 베타글루칸(β-glucan), 판토텐산, 필수아미노산 등이 함유되어 있다. 뼈와 치아를 구성하고, 세포를 움직이는 에너지원으로 기능하는 칼슘과 인도 풍부하다.

보리의 효능

① 성인병 예방 : 위점막을 튼튼하게 하여 위궤양을 예방 또는 치

료한다. 쌀과 보리를 섞어 먹으면 하얀 쌀밥을 먹을 때보다 혈당이 적게 오르며, 오랫동안 일정하게 지속된다. 보리에 풍부한 섬유질이 장내 지방을 흡착해 배설하는 역할을 하므로 혈당 수치가 높아지지 않는 것이다. 보리는 만성질환이 급증하는 현대사회에서 새로운 평가를 받고 있는 곡물이다. 그중 토코트리에놀 성분은 콜레스테롤을 낮추는 데 효과가 있다고 알려졌다. 보리는 단백질 함량이 높고 필수아미노산이 많아서 혈관의 노화를 방지하고 각기병을 예방하며 고혈압, 심장병 등의 성인병을 관리하는 데도 도움이 된다.

② 암 예방 : 보리는 불포화 지방산이 풍부해 발암물질을 몸 밖으로 배출시키는 역할을 하므로 대장암 등의 예방 효과가 있다. 또 식이섬유가 풍부해 변비가 있는 사람에게 효과적이다.

③ 내장지방 감소 : 보리의 열량은 쌀과 비슷하지만 포만감이 훨씬 커서 체중 감량에 도움이 된다. 다른 식품에 비해 먹고 난 직후 혈당을 많이 올리지 않아 혈당 상승이 대사 질환으로 발전할 위험이 큰 비만 환자에게 도움이 된다. 보리에는 식이섬유의 일종인 베타글루칸이라는 성분이 많은데, 이 성분은 간에서 콜레스테롤 합성을, 장에서 콜레스테롤 흡수를 억제함으로써 고지혈증 예방에 도움을 준다. 특히 베타글루칸은 보리의 껍질에 많기 때문에 당뇨 증상이 있다면 정제하지 않은 보리를 먹는 것이 훨씬 좋다.

④ 면역력 증강 : 비타민 B_5, B_6가 풍부해 혈압 조절과 혈당 강하에 도움을 준다. 변비 해소, 충치 예방은 물론 임파구의 생성을 촉진

시켜 면역기능을 강화해주므로 이상세포(암세포 포함)가 증식되지 못하도록 막아준다. 비타민 B_1은 대사활동을 원활하게 해주고 항산화작용을 하기 때문에 피로 회복과 스태미너 증진 효과도 있다.

⑤ 변비 예방 : 쌀에 비해 식물섬유가 10배 이상 많으므로 장의 연동운동을 도와 소화흡수가 빠르고 변비를 예방한다. 보리밥을 먹으면 방귀가 잦은 것도 식이섬유 때문이다. 식이섬유의 일종인 베타글루칸은 장내 유익균 증식을 도와 발암물질을 흡착하고 암세포의 성장을 억제하는 효과도 있다.

⑥ 소화 : 하얀 쌀밥은 산성을 띠고 있어 체질을 약화시키고 염분을 끌어당기며 섬유질이 부족해 변비를 유발할 수도 있다. 쌀의 이러한 단점을 극복할 수 있는 훌륭한 대안이 보리쌀 혼용이다. 보리는 쌀에 비해 2배나 소화가 빠르고, 쌀만 먹었을 때 생길 수 있는 문제들을 예방한다. 쌀만 먹게 되면 간장에 지방질이 축적되고, 포도산 같은 피로물질이 생성되며, 위에 부담을 주는 등의 부작용이 생길 수 있는데 보리밥을 먹으면 이런 현상을 걱정할 필요가 없다.

보리 섭취 시 주의사항

겨울에 자라는 작물인 보리는 찬 성질을 갖고 있다. 속이 냉하고 소화기능이 약해 잘 체하거나 설사가 잦은 사람은 먹지 않는 편이 좋다. 그리고 엿기름은 젖을 말리는 효능이 있으므로, 젖이 잘 나오지 않는 산모는 피해야 한다.

버섯보리밥

· 재료 ·

보리 2컵, 검은콩 ½컵, 다시마물 2컵, 새송이버섯 1개, 생표고버섯 3개, 양송이버섯 3개, 양념장(메밀간장 4큰술, 맑은 장국 2작은술, 붉은 고추 다진 것 1큰술, 통깨 2큰술, 다진 양송이버섯 2큰술, 다진 실파와 참기름 약간)

· 만드는 방법 ·

1. 보리와 검은콩은 씻어 건진 후, 다시마물에 넣어 30분 이상 불린다.

2. 냄비에 보리와 검은콩, 편으로 썬 새송이버섯과 생표고버섯을 넣은 후 중간 불에서 20분, 약한 불에서 20분 끓이다가 썰어 둔 양송이버섯을 넣고 10분간 더 끓인다.

3. 그릇에 버섯보리밥을 담고 양념장과 함께 낸다.

보리고구마밥

· 재료 ·

보리, 쌀, 고구마

· 만드는 방법 ·

1. 보리를 깨끗이 씻어 1시간 이상 물에 불린 다음 솥에 안치고 물을 충분히 부어 푹 삶는다.

2. 고구마는 껍질을 벗겨 굵게 채 썬다.

3. 밥솥에 삶은 보리와 쌀을 넣고 고루 섞은 다음, 위에 채 썬 고구마를 얹어 밥을 짓는다.

◉ 통보리(현맥)

　도정하지 않은 통보리는 현미보다 더 많은 영양소와 섬유질을 함유하고 있어, 특히 동양인의 체질에 가장 잘 맞는 최고의 자연식품으로 꼽힌다. 그러나 보리는 밥맛이 떨어진다는 단점 때문에 상대적으로 인기가 없는 것이 현실이다. 그나마 당뇨병 환자들 정도만 보리밥을 먹을 생각이라도 한다. 그런데 안타까운 일은 그들도 씨눈이 제거된 하얀 보리로 지은 밥을 먹는다는 것이다.

　섬유질이 제거된 보리로 지은 밥은 생명력이 거의 없음은 물론이고, 당뇨 환자에게 유용한 식이요법이 될 수 없다. 통보리를 현미, 콩 등과 적당량 섞어 현미잡곡밥으로 먹도록 하자. 통보리를 먹는 가장 좋은 방법은 가루를 내어 생식하는 것이다.

🍚 구수한 된장 맛의 뿌리, 콩

　'밭에서 나는 고기'라 불리는 콩은 영양학자들이 경탄하는 대상이다. 콩의 식물성 단백질 중 40% 이상이 필수 아미노산을 함유하고 있는 완전 단백질이라는 점, 18% 내외의 지방을 함유하고 있다는 점이 놀라운 것이다.

　동물성 지방은 포화 지방산 함량이 높고 콜레스테롤 성분이 혈압을 높이므로 심혈관 계통에 문제를 일으킬 수밖에 없다. 그에 비해 콩의 지방에는 리놀산, 리놀렌산, 아르기닌산이 많이 함유되어 콜레스테롤을 줄이고 혈압을 정상으로 되돌려주므로 더 이상 좋을 수가 없다. 또한 콩에는 비타민 B_1, B_2, B_{12} 등의 필수 비타민이 다량 함유되어 있어 영양학적으로 거의 완벽한 구성을 보이고 있다.

콩은 예로부터 식물성 단백질의 으뜸으로 꼽히는 양질의 자연식품이다. 우리나라에서는 오곡의 하나로 오랜 옛날부터 재배해 왔으며 그 쓰임새 또한 무척이나 다양하다. 콩은 대, 잎, 깍지, 알맹이 어느 하나도 버릴 것이 없는 작물이다. 수확한 콩으로는 메주를 쑤어 간장, 된장, 청국장 등을 만들어 먹는데 고추장에도 메주가루가 들어간다. 또한 콩은 두부, 두유 등 서민들의 식생활에 지방과 단백질을 공급하는 대표적 식품이다. 주식보다는 두부, 콩나물, 콩조림 같은 부식(반찬)으로 더 다양하게 활용되는 것이 사실이다.

콩의 역사는 장구한데, 중국에서는 이미 4~5천 년 전부터 콩이 재배된 것으로 알려졌다. 우리나라는 삼한시대 이전으로 추정된다. 보통 중국을 콩의 원산지라 보는데, 일부에서는 우리나라가 원산지라는 견해도 있다. 이렇게 동양에서 오랜 역사를 갖고 있는 것에 반해, 서양에서 콩이 재배되기 시작한 것은 불과 얼마 되지 않았다. 현재 콩은 동서양을 막론해 인류의 정신적, 육체적 건강 모두를 지켜주는 위대한 식품인 동시에 위대한 의약품으로 각광받고 있다.

콩은 다양한 색깔을 띠고 있는데, 색깔에 따라 효능이 조금씩 다르다. 붉은 콩, 노란 콩, 흰 콩, 검은 콩, 푸른 콩은 인체의 오장육부에 다음과 같이 대응되어 효능을 발휘한다.

1. 붉은 콩 : 심장, 혈관, 소장
2. 노란 콩 : 위장, 비장
3. 흰 콩 : 기관지, 폐, 대장
4. 검은 콩 : 신장, 방광, 생식기
5. 푸른 콩 : 간장, 담낭

콩의 성분

육류에는 거의 없는 섬유질을 위시해서 탄수화물, 지방, 단백질, 미네랄, 비타민의 6대 영양학적 생리 물질을 고루 함유하고 있는 콩은 인간을 위한 가장 완벽한 곡물이라 해도 과언이 아니다.

특히 콩의 식물성 단백질 중 40% 이상이 필수 아미노산을 함유하고 있는 완전 단백질이다. 고단백 영양소와 당질을 풍부하게 포함한 반면 지방 함량은 적어 이상적인 식품의 조건을 갖추고 있는 것이다. 쌀을 주식으로 하는 우리나라 사람들의 영양 상태를 단적으로 표현하자면, 탄수화물은 과하고 단백질은 부족하다. 단백질 함량이 높은 콩으로 잡곡밥을 지어 먹으면 한 끼 식사만 해도 영양 밸런스를 맞출 수 있다. 육류 단백질은 성장을 촉진시키는 효능은 탁월하지만 자칫하면 과잉되기 쉽고 혈액 속에 암모니아나 요산, 지방질과 같은 찌꺼기를 남겨 성인병에 걸릴 위험성을 높인다. 이런 측면에서 콩을 통한 양질의 단백질 섭취는 더욱 큰 의미를 지니게 된다.

유아의 뇌 영양을 위해 필요한 천연 글루타민산에 있어서도 모유와 우유보다 뛰어난 수준이다. 게다가 영양소 대사에 꼭 필요한 아스파라긴산도 들어 있다. 또한 콩에는 레시틴이라는 인지질이 함유되어 있는데 이는 콜레스테롤을 낮추는 약의 원료로 사용되고 있으며 노화 방지와 치매 예방에도 효과적이다. 콩에는 사포닌 성분도 풍부한데, 이는 비만 체질을 개선하는 데 탁월한 효과가 있다. 콩에 함유된 비타민 E는 혈관의 탄력성을 유지시켜 주는 작용으로 피부 노화를 막아준다.

콩에는 비타민 B군과 비타민 E, A, K는 물론 칼슘, 인산, 망간 등의 미네랄이 풍부하다. 또한 거의 모든 콩이 필수 영양소 약 40종류를 함유하고 있다. 주로 콩류 식품을 원료로 얻어지는 물질인 레시틴은 지방을 에너지로 바꾸어주는 중요한 역할을 한다.

콩의 효능

① 항암 효과 : 콩을 물에 불리면 거품이 일어나는데 이는 사포닌 성분 때문이다. 사포닌은 기름 용해 작용이 강해 양질의 세척 기능은 물론 항암 효과도 발휘한다. 또한 콩에는 항암작용을 하는 피트산과 파이토 케미컬이 풍부하게 들어 있어 암 예방에 효과적이다.

② 골다공증 예방 : 콩이 노르스름한 빛을 띠게 하는 물질이 바로 이소플라본인데, 이 화합물은 여성호르몬인 에스트로겐에 활성을 주어 골다공증을 막아준다.

③ 성인병 예방 : 콩에는 췌장에서 분비되는 소화효소인 트립신의 작용을 억제하는 성분이 들어 있어 날콩을 먹으면 설사를 하게 된다. 날콩의 트립신 저해 물질에 대응하기 위해 췌장은 세포 증식, 소화효소 증가, 인슐린 분비 등으로 대응하게 된다. 결과적으로 날콩을 먹으면 췌장세포 증식, 인슐린 분비 촉진, 암세포 발생 억제의 효능을 볼 수 있는 것이다.

게다가 콩에는 콜레스테롤의 소장 내 흡수를 방해하는 식물 스테롤(plant sterol)이 있어 성인병 예방 및 치료에 빠질 수 없는 필수 식품이다. 콜레스테롤의 용해, 세포의 노폐물 대사촉진, 지질의 산화억제 등의 기능을 하며, 피로를 없애고 정신을 맑게 하는 탁월한 효능을 자랑하는 것이다.

콩에 함유된 사포닌의 또 다른 주요 기능은 체내에서 지방이 생성되는 것을 막고 이미 만들어진 지방을 신속히 에너지로 바꾸어 체외로 배출하는 것이다. 즉, 혈관에 쌓인 중성지방이나 콜레스테롤을 용해해서 씻어내는 것과 동시에 혈액 속에 용해된 중성지방이나 콜레스테롤을 제거해서 정상 상태를 유지시킨다.

④ 필수 영양소 보충 : 필수 영양소란 필수 아미노산 8종, 미네랄 10종, 비타민 20종을 말하는데 이들은 체내에서 합성되지 않기 때문에 식사를 통해 섭취할 수밖에 없다. 하루에 섭취해야 할 분량은 밀리그램(㎎) 단위의 미량이지만, 체내에 저장할 수 있는 시간은 제한돼 있다. 한 번에 섭취할 수 없으며 매일 식사 속에서 꾸준하게 섭취

해야 한다는 뜻이다. 필수 영양소 보충이라는 측면에서 콩을 꾸준히 식탁에 올리면 하루에 필요한 양을 자연스럽게 섭취할 수 있다.

⑤ 간 보호 : 콩에는 리신, 트립토판, 트레오닌 같은 필수 아미노산이 풍부한데, 이는 다른 곡류에는 부족한 영양 성분이다. 이런 종류의 아미노산은 간을 보호하고 콜라겐, 엘라스틴 같은 피부 조직을 형성하며, 치아의 에나멜을 만들어 치아를 단단하게 유지시켜 준다.

⑥ 에너지 대사 및 뇌 기능 활성화 : 콩에 풍부한 칼슘은 뼈와 주변 조직을 만들고 유지하는 데 꼭 필요한 영양소다. 칼륨은 정상 혈압을 유지하고, 몸속 노폐물을 처리하며, 에너지 대사 및 뇌 기능을 활성화하는 데 쓰인다.

⑦ 노화 방지 : 콩에는 노화를 막아주고 머리를 좋게 하는 것으로 알려진 '핵산'과 '레시틴' 성분이 다량 함유되어 있다.

⑧ 심장병, 고혈압 예방 : 동물성 지방에는 포화 지방산과 콜레스테롤이 다량 함유되어 혈압을 높이고 심혈관 질환을 유발할 수 있다. 그에 비해 콩의 지방에는 리놀산, 리놀렌산, 아르기닌산이 풍부해 콜레스테롤을 줄이고 혈관 건강을 지켜준다.

⑨ 치매 예방 : 콩의 사포닌은 두뇌 노화를 방지하는 놀랄 만한 효과를 가지고 있는데, 과산화지질이 체내에서 만들어지는 것을 방지하는 기능 때문이다. 우리는 피로가 쌓여서 체력이 떨어지고 몸이 생각대로 움직이지 않거나 기억력이 나빠지는 등의 현상을 총칭해서 노화 현상이라고 부른다. 노화란 일반적으로 연령과 관계가 깊다

콩국수

· 재료 ·

오이 4개, 토마토 1개, 콩 2컵, 물 4컵, 통깨 · 소금 약간씩

· 만드는 방법 ·

1. 콩은 4~6시간 물에 불렸다가 30분간 삶는다.
2. 삶은 콩은 믹서에 곱게 갈아 콩물을 만든 후 차갑게 보관한다.
3. 오이와 토마토는 먹기 좋게 썬다.
4. 그릇에 면을 담고 오이와 토마토를 올린다.
5. 갈아 놓은 콩물에 통깨를 뿌린 뒤 취향에 따라 소금으로 간한다.

고 생각되지만 개인차가 아주 큰 것도 사실이다. 이런 개인차를 만들어내는 것이 바로 과산화지질이다. 콩 사포닌은 노화의 원흉인 과산화지질을 분해하고 체내에서 생성되는 것을 억제하는 강력한 효과를 갖고 있다. 신체의 노화를 근본적으로 방지하고 젊고 건강한 육체와 명석한 두뇌를 유지하도록 해주는 경이로운 물질이 바로 사포닌이다.

두부/두유/콩나물

두부는 콩에 함유된 단백질 중 수용성 단백질을 추출, 성형한 것이다. 콩 단백질의 원형을 가장 잘 살린 식품이 두부라 할 수 있다.

콩을 불려 곱게 갈고, 여기에 물을 넣고 한 번 끓인 다음 여과한 콩물에 간수를 넣으면 콩물 속의 단백질이 응고하게 된다. 이것을 마포에 싸서 가볍게 눌러놓으면 두부가 만들어진다.

두유는 불린 콩을 맷돌에 갈아 물을 넣고 끓인 뒤에 비지를 뺀 액체이다. 두유에 유산칼슘, 유산마그네슘을 응고제로 첨가하면 단백질과 칼슘, 마그네슘이 결합하면서 굳는다. 이것을 틀에 넣어 굳힌 다음, 물에 씻어 응고제를 제거하면 이 또한 두부가 된다. 쉽게 말해 두부는 두유를 고체 상태로 만든 것이다.

콩 음료인 두유의 역사는 길다. 예전에는 콩국이라는 이름으로 즐겨 마셨으며, 여름이면 많은 가정에서 콩국을 차게 해서 국수를 말아먹었다. 두유라고 하면 흔히 공장에서 만드는 인스턴트식품으로 생각하는데 이는 잘못된 생각이다. 집에서도 쉽게 만들 수 있기 때문이다. 노란 콩(백태)을 한나절 정도 불린 후, 맷돌이나 믹서에 물을 충분히 부어주면서 소량씩 부드럽게 갈아준다. 그 후에 무명자루나 발이 고운 체를 이용해 비지를 걸러내고 냄비나 압력솥에 넣어 100℃ 정도에서 30분 정도 끓이면 영양가가 풍부한 두유가 된다.

영양 면에서 보더라도 두유를 먹으면 콩에 포함된 단백질의 80%를 취할 수 있다. 두유 100g 중에 단백질이 약 6g, 지방이 약 3.5g 들어 있고, 사포닌은 0.5g 함유되어 있다. 따라서 두부는 수분이 많고 (전체의 약 89%) 양질의 단백질과 지방이 풍부한 영양 식품이며 칼슘의 보급원으로서도 훌륭한 식품이다.

콩을 싹 틔우면 비타민 B와 C군이 증가한다. 신기하게도 콩나물에는 콩에는 없던 비타민 C가 생성되고, 비타민 B_2가 증가하며, 소량이지만 나이아신과 비타민 K도 생긴다. 특히 콩나물은 칼륨과 칼슘 등의 미네랄과 식물섬유도 많이 함유하고 있다. 이런 점을 감안할 때 서민들의 식탁을 풍요롭게 해주는 콩나물은 콩을 섭취하는 것보다 더 많은 영양소를 우리에게 제공해주는 식탁의 보물이라 할 수 있다.

◉ 검은콩

〈본초강목〉에 따르면, 검은콩은 신장을 다스리고 부종을 없애며 혈액순환을 원활히 하고 모든 약물의 독을 푼다. 식물성 단백질을 풍부하게 함유한 검은콩은 몸이 허약해져서 생기는 만성적 증상들 즉, 어지럽고 귀에서 소리가 나고 허리와 무릎이 시리고 무기력한 증상에 영양을 공급해주는 훌륭한 보음(補陰) 식품이다. 검은콩 중에서도 약콩이라 불리는 서목태(쥐눈이콩)는 노화 방지 효과가 으뜸인데, 색이 짙을수록 항산화 효과가 높다고 한다.

검은콩의 '안토시아닌'과 '이소플라본' 성분은 혈액순환과 노화방지에 효과가 있고 '레시틴' 성분은 두뇌 영양 공급을 도와준다. 검은콩에 함유된 이소플라본은 일반 콩보다 4배 이상 강력한 효과가 있어 폐경기 증상을 완화하고 골다공증을 예방하는 데 효과적이다. 검은콩은 몸속의 노폐물이 밖으로 배출되게 돕는 해독 작용도 한다. 또한 혈액 정화작용으로 나쁜 콜레스테롤 수치를 낮추고 고혈압, 동맥경화, 뇌혈전 등을 예방하고 증상을 개선시키는 효과를 갖고 있다.

◉ 완두콩

변비를 예방하고, 장내 세균 작용을 강화시켜 비타민 B_2 합성을 돕는다. 혈중 콜레스테롤의 양을 조절하여 동맥경화증을 예방해 주므로 대사성질환 예방에도 효과적이라 할 수 있다. 쌀에 청완두를 얹어 밥을 짓고, 음식을 완두콩으로 장식하는 것은 보기에만 좋은 것이 아니라 영양적으로도 우수하다.

◉ 강낭콩

강낭콩에는 서양의 슈퍼곡물 못지않은 많은 영양소가 들어 있다. 강낭콩을 밥에 섞어 먹으면 하얀 쌀밥으로는 부족할 수 있는 식물성 단백질 성분을 보충할 수 있다. 강낭콩의 레시틴 성분은 혈중 콜레스테롤 감소에 도움이 되고, 고지혈증 개선과 고혈압을 예방하는 데도 효과적이다. 강낭콩은 특히 여성에게 좋은 곡물이다. 여성호르몬과 유사한 성분인 이소플라본이 풍부해 갱년기 증상 완화에 도움이 되기 때문이다. 100g 당 식이섬유가 24.3g이나 들어 있어 변비 예방에도 좋다. 강낭콩을 섞어 밥을 지으면 강낭콩에 들어 있는 비타민 B_1, B_2, B_6 등이 쌀밥의 체내 대사를 도와주니 일석이조의 효과를 얻을 수 있다.

● 렌틸콩(lentil)

중동지역, 유럽, 아프리카에서 고대로부터 오랫동안 사랑받아온 식재료이다. 콩 중에서도 단백질이 매우 풍부한 렌틸콩은 면역력을 강화시켜주고 항암과 노화방지 효과가 탁월하다. 렌틸콩은 녹두알 크기이고 주황색, 황색, 녹색, 검정색 등 색깔이 다양하다. 그중 껍질을 벗기지 않은 검정색 렌틸콩은 다른 색깔의 렌틸콩에 비해 식이섬유가 3배나 많이 들어 있다. 납작한 볼록렌즈를 닮았다고 해서 렌즈콩(Lens culinaris)이라 부르기도 한다. 미국건강잡지 〈헬스〉는 김치, 요거트, 올리브, 낫토(일본식 청국장의 일종)와 함께 렌틸콩을 세계 5대 건강식품으로 선정했다. 렌틸콩의 식이섬유 함량은 곡물 중에 최고라는 귀리의 2배에 달한다.

식이섬유가 풍부하다고 잘 알려진 고구마나 바나나와 비교해도 10배 이상 많은 식이섬유를 가지고 있어 당뇨병 환자의 혈당 조절에 매우 훌륭한 식품이다. 당뇨에 좋다는 귀리의 GI(Glycemic Index, 혈당을 올리는 당지수)가 58인데 렌틸콩은 22로 훨씬 더 낮아 당뇨 환자도 부담 없이 섭취할 수 있다. 렌틸콩의 풍부한 식이섬유는 콜레스테롤을 낮추고 혈액을 맑게 한다. 아연, 비타민 B군, 엽산 등 미량원소 또한 풍부하다. 단백질 함량에 비해 지방 함량과 칼로리는 낮기 때문에 살찔 걱정 없이 마음껏 먹어도 된다.

🍚 작지만 가장 오래된 곡식, 조

조는 우리나라에서 가장 역사가 오래된 토종작물로 분류된다. 벼과에 속하는 일년생 단자엽 식물로 곡류 중에서 알갱이가 가장 작다. 그러나 어떤 작물보다 저장성이 좋다는 것이 특징이다. 한반도에 쌀보다 먼저 들어온 조는 오랫동안 주곡의 하나로 대우받았다. 조에는 차조와 메조가 있는데, 현재 우리나라의 재배 현황을 보면 메조가 80~90%를 차지하고 있다. 조는 알갱이가 무척 작고 둥글어 흔히들 좁쌀이라 부른다.

차조는 찰기가 있는 조로 메조보다 알갱이가 작고 노란 색깔에 파르스름한 빛을 띠고 있다. 쌀과 섞어 먹는 대표적인 잡곡인 조는 식이섬유가 풍부해 변비를 완화하고 장 건강을 좋게 하는 효능이 있다. 엽산과 철분이 풍부해서 임산부에게 흔한 빈혈이나 어지럼증을 완화하고 태아가 건강하게 성장할 수 있도록 돕는다. 엽산은 임신 초기 태아의 장기를 만드는 데 필수적인 영양소다.

또한 비타민 A가 풍부해 성장기 아동의 두뇌 발달에도 좋고, 꾸준히 먹으면 치매 예방과 기억력 향상에도 효과를 볼 수 있다. 차조에 있는 칼슘은 뼈를 단단하게 해주고 골다공증을 예방·개선하는 데 도움을 준다.

차조에는 뇌신경을 건강하게 하고 몸속 에너지 조절에 관여하는 티아민이 많이 들어 있다. 또한 피부장벽을 튼튼히 하고 피부 속 수분이 날아가는 것을 막아주는 효과가 탁월한 나이아신도 풍부해 젊은 피부를 유지할 수 있다.

조의 성분

조는 수용성 비타민이 풍부해 피로 해소와 성인병 예방에 효과적이며 칼슘이 많아 아이들 성장과 골다공증 예방에도 도움이 된다. 조의 정백립(精白粒, 껍질을 모두 도정한 상태)에는 칼슘, 철분 등의 무기물과 비타민이 풍부하게 함유되어 있고, 백미에 비해 비타민 B_1, B_2가 3배 정도 많으며, 식이섬유도 7배 이상 많다. 조의 소화흡수율은 약 93%로 매우 높다.

도정한 조의 영양성분을 살펴보면 단백질 10%, 당질 70%로 쌀과 비슷하다고 볼 수 있다. 하지만 조에는 쌀에 부족한 아연, 구리, 칼슘, 철분 등의 무기물과 비타민이 풍부하게 함유되어 있고 식이섬유 또한 풍부하다. 낟알이 작아서 씨눈을 제일 많이 먹을 수 있다는 장점도 무시할 수 없다. 현미 한 스푼과 좁쌀 한 스푼을 비교하면 부피는 같지만 씨눈의 숫자는 좁쌀이 훨씬 많다.

조의 효능

① 산후회복 및 빈혈 예방 : 한방에서 조는 열을 내리고 대장을 이롭게 한다. 혈액 생성에 도움을 주어 산후회복, 빈혈예방에 좋으며, 혈액순환을 촉진한다고 알려져 있다. 엽산과 철분이 많아 임산부 빈

혈과 어지럼증을 완화하고 태아가 건강하게 성장할 수 있도록 해준다.

② 전염병 예방 : 각종 전염병 예방 효과가 뛰어나다. 위장, 비장, 간장, 안과 질환 등에 탁월한 효능을 보인다.

③ 변비 예방 : 식이섬유가 풍부해 변비를 완화하고 장 건강에 도움을 준다.

④ 치매 예방 : 비타민 A 등 무기질 성분을 많이 갖고 있어 성장기 아이의 두뇌 발달을 돕는다. 뇌신경을 건강하게 만들고, 몸속 에너지 조절에 관여하는 티아민도 풍부하다.

⑤ 피부 노화 : 비타민 B의 일종인 나이아신이 풍부해 피부장벽을 튼튼히 해주고 피부 속 수분을 잡아주어 피부 노화를 예방한다.

⑥ 골다공증 개선 : 차조에 있는 칼슘은 뼈를 단단하게 해주고 골다공증을 예방 및 개선한다.

⑦ 기력 회복 : 회복기 환자들에게 좋은 음식이 좁쌀미음이다. 인삼과 조를 함께 넣어서 푹 끓인 후, 체에 걸러 먹으면 되는데 특히 신장병 환자에게 좋다. 병원에 입원한 환자에게는 쌀밥보다는 조밥을 주는 것이 현명하다.

특히 차조는 쌀과 찰떡궁합이라서 잡곡밥으로 먹으면 소화나 영양 면에서 우수하다. 차조에는 티아민이 풍부해 쌀만 먹을 때의 부족한 영양을 채울 수 있기 때문이다. 아밀로펙틴 성분이 풍부해서 밥을 찰지게 하는 효과도 있다.

🍚 잉카제국의 슈퍼곡물, 퀴노아

잉카제국의 슈퍼곡물이라 불리는 퀴노아는 페루어로 '곡물의 어머니'란 뜻을 갖고 있는데, 안데스 산맥에서 수천 년간 재배되어온 곡식이다. 퀴노아는 비름과 명아주속의 작물로 영양성분이 우수해 쌀을 대체할만한 식품으로 각광받고 있다.

퀴노아의 성분

쌀보다 단백질 함량이 많고 칼슘, 철분, 아연, 칼륨 등 각종 미네랄과 비타민을 함유하고 있다. 필수 아미노산이 모두 들어 있는 음식을 완전 단백질이라 부르는데 퀴노아가 바로 여기에 해당된다. 또한 몸에 좋은 지방산도 풍부한데 이중 절반 가량이 불포화지방산인 오메가3와 오메가6 지방산이다. 모두 우리 몸에서 만들어지지 않는 필수 지방산이어서 그 가치가 남다르다. 섬유소 역시 일반 곡물에 들어 있는 양보다 2배 정도 많다.

퀴노아는 미네랄 중에서도 철분, 마그네슘, 아연을 섭취하기에 아주 좋은 곡물이다. 리보플라빈, 엽산, 티아민, 비타민 E 등 비타민류도 풍부하게 들어 있다. 쌀에 비해 단백질 함량은 2배, 칼슘은 7배, 철분은 20배, 칼륨은 6배나 많다. 비타민 B군과 비타민 E가 풍부하게 들어 있고, 항산화 성분인 플라보노이드 역시 풍부하다. 퀴노아에는 우리에게 조금 생소한 퀘르세틴(quercetin)과 캠페롤(kaempferol) 등의 식물성 화합물이 풍부한데 이들은 플라보노이드의 일종이다. 퀘르세틴이 많이 들어 있는 것으로 유명한 크랜베리보다 퀴노아의 함량이 더 높다. 다양한 동물 연구에서 퀘르세틴이 항염, 항바이러스, 항암 효과를 보였다고 한다. 식단에 이 곡물 하나만 추가해도 기대 이상의 다양한 효과를 누릴 수 있다.

퀴노아의 효능

① 성인병 예방 : GI(글리세믹 지수)란 음식이 얼마나 빨리 혈당을 높이는지 알려주는 지표인데 퀴노아는 GI가 낮아 혈당 조절에 좋은 음식이다. 혈당관리가 필요한 당뇨병 환자에 좋고, 식이섬유가 많아 포만감을 높이므로 체중조절이 필요한 고혈압, 고지혈증 환자에게도 효과적이다. 퀴노아에 풍부한 오메가3 지방산은 심혈관 질환과 당뇨병은 물론 각종 염증에 대응하는 효과가 뛰어나 건강한 생활을 위해 필수적인 영양소이다.

② 두뇌 발달 : 단백질, 철분, 칼슘 등의 함량이 풍부해 성장기 아동의 두뇌 발달에 도움을 준다. 특히 모유를 대체할 수 있는 단백질이 풍부해 아이들 이유식으로 많이 이용된다. 알레르기 유발 물질인 글루텐이 없어 알레르기에 취약한 어린이들도 소화 걱정 없이 안심하고 먹을 수 있다.

③ 면역력 강화 : 껍질에 사포닌 성분이 있어 항암작용을 하고 면역력을 높여준다.

밥이 치매를 이긴다

퀴노아 밥

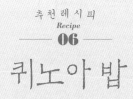

· 만드는 방법 ·

잡곡처럼 밥을 지을 때 섞으면 가장 쉽게 섭취할 수 있다. 쌀과 퀴노아의 비율은 7:3 또는 6:4 정도가 적당하고 따로 불릴 필요는 없다. 퀴노아는 가벼워서 물에 뜨기 때문에 쌀과 함께 씻기보다는 따로 씻어서 넣어 주는 것이 좋다. 또한 퀴노아를 보관할 때는 가능한 한 공기에 노출되지 않도록 한다.

④ 노화 및 골다공증 예방 : 인, 라이신 성분이 풍부해 **뼈** 건강에 좋고 골다공증을 예방한다. 강력한 항산화작용을 하는 망간과 셀레늄도 많아 노화 방지에도 효과적이다.

퀴노아 섭취 시 주의사항

퀴노아는 나트륨을 배출해주는 칼륨 함량이 높아서, 건강한 사람에겐 이롭지만 신장에 문제가 있다면 부작용이 있을 수 있다. 또한 퀴노아에 함유된 사포닌은 콩 사포닌과는 달리 쓴맛이 나고 소장을 손상시킬 수 있으므로 조심해야 한다. 현재 시판되는 퀴노아는 사포닌이 제거된 상태이므로 크게 걱정하지 않아도 된다. 그래도 혹시 잔여물이 있을 수 있으므로 조리하기 전에 한 번 더 씻어주는 것이 안전하다.

🍚 10대 슈퍼푸드, 귀리

귀리는 벼과에 속하는 이년생 초본식물로 원산지는 중앙아시아 아르메니아라고 추정된다. 유럽에는 서기전 2200~1300년경, 미국에는 1900년경, 중국에는 600~900년경에 전래되었다고 전해지며 우리나라는 고려 때 몽고 병사들이 말의 먹이로 가져온 것을 재배하게 되었다는 설이 있다.

서양에서 귀리는 오트밀의 형태로 즐겨 먹는데 오트밀은 가공 방법에 따라 크게 2가지로 나뉜다. 정백 과정을 거친 귀리를 건조시켜 볶아 분쇄하는 그로츠(groats), 증기압맥기로 가열 및 압착하는 롤드 오츠(rolled oats)가 그것이다. 오트밀에 우유를 넣고 죽을 끓이거나 쿠키나 과일 칩 등의 고명, 머핀과 팬케이크 등의 재료, 혹은 시리얼 등으로 활용된다. 메티오닌과 라이신 등의 필수 아미노산 함량이 다른 곡물에 비해 상대적으로 적기 때문에 우유와 함께 먹으면 부족한 영양분을 보충할 수 있는 최상의 조합이 된다.

귀리의 성분

미네랄과 비타민, 수용성 식이섬유소인 베타글루칸이 풍부하다. 쌀과 비교했을 때 단백질, 미네랄, 비타민이 풍부하고 탄수화물 함량은 2배, 식이섬유는 12배 더 높다. 귀리에는 비타민 성분 외에도 아베난스라미드(avenanthramides), 아연, 규산이 풍부하게 함유되어 있다.

귀리의 효능

① 성인병 예방 : 귀리는 GI가 매우 낮아 당뇨병 예방에 도움이 되고 심장병과 당뇨병, 골다공증 예방에도 효과가 크다. 또한 불포화 지방산이 풍부해 콜레스테롤과 혈압을 낮춰주는 효과가 있다.

② 다이어트 : 귀리에는 수용성 식이섬유소인 베타글루칸이 풍부해 포만감을 느끼게 하고 몸속 지방을 흡수해 변으로 배출시키는 작용을 하므로 다이어트 및 변비해소에 효과적이다.

③ 노화 및 피부염 예방 : 귀리에 풍부한 비타민의 항산화작용이 노화를 막아준다. 귀리에서 추출한 아베난스라미드 성분은 소염작용을 해주어 피부염에도 도움이 된다. 아연, 규산 등 미네랄은 염증성 습진 및 수두 등 피부 가려움을 완화시켜주는 효과가 있다.

④ 기억력 향상 : 귀리에는 '콜린'이라고 하는 수용성 비타민이 들어 있는데 이는 신경전달물질의 일종이다. 뇌에 콜린 농도가 높아지면 뇌기능이 활성화되어 기억력이 증진되는 효과가 있다.

귀리 섭취 시 주의사항

귀리는 무엇보다 섬유소가 풍부한 것이 특징이다. 위장, 대장 등의 소화기관이 약한 사람은 복부 팽만감을 느끼고 배변 횟수가 증가하는 경우가 있다. 그럴 경우엔 복용 양을 줄이거나 삼가는 것이 좋다. 또한 글루텐 성분에 알레르기가 있는 사람이라면 귀리 섭취에 주의해야 한다.

귀리밥

· 만드는 방법 ·

귀리만 단독으로 먹을 경우, 식감이 거칠어 소화 흡수력이 떨어질 수 있다. 쌀과 귀리를 섞어 귀리밥을 하면 거친 식감을 보완하고 영양적으로 밸런스를 맞출 수 있다. 귀리밥을 지을 때는 백미와 귀리를 7:3 비율로 섞고, 귀리는 2~3시간 전에 미리 불려두면 부드러운 밥을 먹을 수 있다.

🍚 항산화 능력이 뛰어난 다이어트 식품, 수수

수수는 전 세계적으로 생산되는 5대 주요 곡물 중 하나다. 우리나라에서는 찰수수를 쌀과 섞어 밥으로 먹거나 생일에 붉은 찰수수로 만든 수수팥경단을 먹는 풍습이 있다.

수수의 성분

수수는 리신, 트립토판, 히스티딘 등 우수한 단백질 성분과 필수 아미노산을 함유하고 있다. 수수의 항산화 활성 능력은 조의 37배, 기장의 15배에 달한다. 수수에 많이 들어 있는 안토시아닌 성분은 암세포의 확산을 막는 데 도움을 주는 것으로 알려져 있다. 그뿐 아니라 수수의 프로안토시아니딘(PAC) 성분은 방광의 면역 기능을 높이는 데 효과적이다. 수수의 마그네슘 함량은 백미의 5배인데, 마그네슘은 우리가 흔히 스트레스 호르몬으로 알고 있는 코르티솔의 분비를 억제시켜주는 역할을 한다. 마그네슘이 부족하면 눈꺼풀 떨림, 근육경련 등이 나타나는데 수수를 상복하면 그럴 걱정이 없다. 프로안토시아니딘은 세포 산화 스트레스를 줄여 염증을 완화하는 효과도 갖고 있다.

수수에 풍부한 비타민 B는 피로회복과 면역력 강화에 꼭 필요한 영양소이다. 또한 히스티딘 성분도 풍부해서 뇌 기능을 증진시키고 청각과 언어능력 발달에도 도움을 준다. 곡류로는 드물게 수수에는 다량의 타닌(tannin)이 함유되어 있고 폴리페놀, 플라보노이드와 같은 항산화성분이 풍부하다. 수수는 모세혈관을 튼튼하게 하고 콜레스테롤 함량을 낮추는 약리작용을 갖고 있으며 심혈관질환 등 생활습관병을 예방하는 효과가 있다. 글루텐 성분이 없어 당뇨병 등 대사성질환을 갖고 있는 사람들도 안심하고 먹을 수 있다. 단, 수수는 성질이 따뜻해 대변이 건조한 사람에게는 맞지 않다는 것은 알아두도록 하자.

수수의 효능

① 항산화 효과 : 몸에 해로운 활성산소가 생기는 것을 억제하는 항산화 효능이 높다. 대표적인 혈관성 질환인 심혈관 질환에 걸릴 위험이 높은 사람들이라면 예방적 차원에서 도움을 받을 수 있다.

또한 타닌 성분이 풍부해 혈당을 조절해야 하는 당뇨 환자에게도 유용하다. 수수 추출물이 혈당을 낮추는 효과가 있음이 다양한 연구로 밝혀졌다. 수수는 지혈작용이 있어서 위통을 멎게 하고 자궁출혈이나 산후출혈을 막는 데도 좋다.

② 비장·위장 보호 : 수수는 비장에 기운을 주고, 위장을 보호해 줌으로써 소화를 돕고, 설사를 멈추게 하고, 정신을 안정시켜 준다. 그래서 만성장염이나 소화불량이 있는 사람에게 좋다. 또한 기침을 멈추게 하는 효능도 있다. 수수는 소화기에 해당되는 중초(中焦)를 따뜻하게 해주고 심장과 신장의 교류를 원활하게 해주어 몸의 온도를 일정하게 유지시켜준다.

③ 항암 효과 : 수수에 들어있는 타닌과 페놀 성분은 항암효과를 발휘한다. 그래서 곡물이나 종자의 씨눈 속에 들어 있는 아미그달린(Amygdalin)을 천연 항암제라고 부르는 것이다.

④ 성인병 예방 : 수수는 혈관과 심장에서 혈전이 생성되는 것을 억제하는 효과가 있다. 혈전 억제 성분은 수수 껍질에 많이 있기 때문에 도정을 많이 하지 않은 수수를 이용해 밥을 지으면 더욱 효과를 높일 수 있다. 수수밥만 해 먹어도 혈액이 응고되는 것을 막아주므로 동맥경화, 급성심근경색 등 심혈관 질환을 예방하는 데 도움이 될 수 있다.

⑤ 빈혈 치료 : 수수는 천연 빈혈약이자 청혈제이다. 청혈이란 피를 맑게 해주는 작용을 말한다. 수수의 붉은색은 한의학적으로 심

수수옴팡떡

———————————— · 재료 · ————————————

찰수수가루 3컵, 모듬 콩 150g, 뜨거운 물 ½컵

———————— · 만드는 방법 · ————————

1. 모듬 콩은 찜기에 넣어 슬쩍 찐다. 너무 무르지 않도록 주의한다.

2. 찰수수가루는 뜨거운 물로 익반죽(온반죽, 더운 반죽)하여 동글납작하게 빚는다.

3. 찜기에 면보를 깔고 콩을 반만 깐 다음 2.의 찰수수 반죽을 올려 20분간 찐다. 반죽에 콩이 붙으면 뒤집어서 나머지 콩을 깔고 반대쪽에도 콩이 붙도록 찐다.

장, 혈관, 소장과 깊은 연관관계를 가지고 있어 수수가 조혈제임을 쉽게 짐작할 수 있다.

⑥ 설사 및 다이어트 : 수수만의 특징인 타닌 성분이 설사를 가라앉히는 역할을 하므로, 설사 초기에 수수를 달여 마시면 효과를 볼 수 있다. 수수는 영양분은 풍부하지만 열량은 낮아 다이어트 하는 사람에게도 유익하다. 콩과 함께 먹으면 지질과 단백질을 보완해주므로 영양 균형이 맞는 한 끼 식사가 가능하다.

─Part 04─

밥과
궁합이 좋은 식재료

시너지(synergy)란 단어의 어원은 "함께 일하다."란 뜻을 가진 그리스어이다. 일반적으로 두 개 이상의 것이 하나가 되어, 개별적으로 얻을 수 있는 것 이상의 결과를 내는 작용을 일컫는다. 우리말로 하면 협력작용(協力作用) 혹은 상승효과(相乘效果) 정도가 된다.

음식에도 시너지란 개념이 있다. 즉, 함께 먹으면 해로운 조합이 있고 이로운 조합이 있는 것이다. 함께 섭취하면 따로 먹었을 때보다 훨씬 큰 시너지 효과를 내는 조합을 우리나라에서는 예로부터 '음식 궁합'이 좋다고 표현했다.

음식에 특별한 관심이 없는 사람들도 돼지고기와 새우젓, 굴과 레몬, 딸기와 우유, 두부와 미역을 함께 먹으면 좋다는 것 정도는 상식으로 알고 있을 정도다. 우리 조상들이 경험적으로, 혹은 직관적으로 알고 있던 음식 궁합들이 현대 과학의 힘으로 속속 밝혀지고 있으니 놀라울 따름이다.

지금부터 밥을 지을 때 함께 넣으면 맛도 좋아지고 양양학적으로도 우수해지는 음식들을 소개하려고 한다.

🍚 뇌 건강에 특효인 강황

카레는 따뜻한 성질을 가진 식재료로 강황, 후추, 로즈마리 등 20여 가지 향신료를 혼합해 만들어진다. 한의학에서는 기운을 소통하고 진통 및 이뇨 작용을 원활하게 하는 약재로 사용해왔다.

카레를 만드는 주재료 중의 하나는 강황이란 식물의 뿌리인데 카레의 노란 빛을 띠는 성분을 커큐민(curcumin)이라 부른다. 커큐민은 항암효과가 뛰어난 것으로 알려져 있다. 정상적인 세포에는 전혀 해를 미치지 않으면서 암세포만 스스로 죽도록 유도하는 것이다. 특히 전립선암, 위암, 대장암, 폐암, 유방암, 백혈병, 관절염 등을 유발하는 이상 세포의 성장을 억제하는 효과가 두드러진다.

카레에는 심장마비 예방 효과도 있으며, 대장이나 피부에 염증을 일으키는 유해 단백질을 차단시켜 종양으로 발전하는 것을 막아주는 효과도 있다.

카레의 강력한 향신 성분은 음식에 소금을 많이 넣지 않아도 되게 해주므로 고혈압이나 신장병 환자에게도 좋은 식품이다. 항균 능력이 뛰어나 상처나 염증, 통증이 있는 부위에 바르거나 목이 아플 때 물에 타 마시면 효과를 볼 수 있다. 또한 호르몬 분비를 촉진시켜 지방 대사를 원활하게 해주므로 다이어트를 하는 사람에게도 적당한 음식이다.

카레는 항산화 능력이 뛰어나서 스트레스, 환경오염, 각종 독소로 인해 발생되는 활성산소를 제거해준다. 신경세포가 파괴되면서 발생하는 치매 역시 활성산소가 그 원인 중의 하나이므로 치매 예방에도 도움을 받을 수 있다.

카레의 매운맛은 소화기관에 들어오는 혈류를 증가시켜 소화액 분비를 자극하고 장의 연동운동을 촉진시켜 영양소의 흡수력을 높이는 효과를 낸다. 하지만 카레 자체는 체내 흡수율이 낮은 편이다. 카레를 먹을 때 지방을 함유한 우유나 요구르트 같은 유제품을 곁들이거나 후추를 뿌려 먹으면 흡수율이 높아진다.

미국에서는 커큐민이 종양을 차단하거나 축소시키는 효과가 있다는 연구 보고서가 발표되었고, 영국의 연구기관에서는 카레가 면역 체계를 활성화시키는 효과가 있다고 밝혔다.

그러나 아무리 좋은 음식도 과하면 문제가 된다. 카레를 너무 많이 섭취하면 위에 자극이 심해 위궤양을 유발할 수도 있으니 주의해야 한다.

카레는 먹는 방법에 따라 섭취하는 칼로리도 달라진다. 카레 자체는 칼로리가 낮지만 감자나 닭고기, 돼지고기 등 열량이 높은 재료를 쓰면 고열량 음식이 되기 때문이다. 따라서 야채나 과일을 주재료로 사용하고 육류 대신 콩으로 대체하면 칼로리도 낮추면서 영양도 우수한 음식이 된다.

🍚 가장 흔하지만 가장 귀한 식재료, 쑥

4월을 대표하는 건강식품인 쑥은 우리 주변에서 발견되는 가장 흔하면서도 소중한 식재료라 할 수 있다. 쑥은 오래 전부터 식용과 약용으로 다양하게 사용되어 왔는데, 한방에서는 '애엽(艾葉)'이라는 호칭으로 부른다.

〈동의보감〉에 따르면, 쑥은 따뜻한 성질을 가지고 있으며 위장과 간장, 신장의 기능을 강화해 복통 치료에 좋다고 한다. 전국적으로 분포하지만 강화도에서 나온 쑥을 최고로 쳤으며, 산야에서 자란 것보다 바닷가나 섬에서 자란 것을 상품으로 꼽는다. 음식으로 사용하는 쑥은 4월 말에 채취한 보들보들한 것이 좋지만, 약으로 사용할 때는 7월에 채취한 약간 억센 것이 좋다. 채취한 쑥은 건조한 후 통풍이 잘 되는 곳에 보관하면서 수시로 달여 먹으면 좋다.

쑥에는 무기질과 비타민 함량이 높은데, 비타민 A가 많아 80g만 먹어도 하루에 필요한 양이 충족된다. 츄온, 세스퀴테르펜 알코올, 아데닌, 콜린 등의 염기와 산화칼륨, 유산, 수지, 비타민 A, B, C, D, 아밀라아제, 칼슘, 철분 등이 풍부하다. 특히 잎에는 0.02%의 정유가 함유되어 있는데 그중 50% 정도가 치네올(Cineol) 성분이다.

쑥은 지사제, 진통제, 강장제, 혈액순환제로 뿐만 아니라 자궁출혈, 기관지, 천식, 폐결핵, 폐렴, 감기 등의 증상을 완화시키는 데 두루 쓰인다. 손발이 저리거나 경련이 날 때, 코피가 자주 날 때는 술이나 차의 형태로 쑥을 섭취하면 좋다. 만성 속 쓰림에는 쑥 조청을 먹고 월경불순, 월경통, 냉증에는 생즙을 짜서 마시거나 차로 달여 꾸준히 마시면 효과가 있다.

쑥은 마늘, 당근과 함께 성인병 예방에 효과적인데 섬유질이 풍부하고 체내 노폐물을 제거하는 작용을 해 변비와 고혈압 개선에 좋다. 쑥의 치네올 성분은 소화를 도와주고 대장균을 억제하는 효과가 있다. 쑥은 백혈구 수를 늘려 면역기능 및 살균효과를 발휘한다. 쑥에 함유된 비타민, 미네랄, 치네올 성분은 간 기능 개선 및 피로 회복, 체력 회복에 효과적이다.

특히 쑥의 타닌 성분은 과산화지질의 생성을 강력하게 억제하여 세포의 노화를 방지한다. 쑥에는 항암효과가 있는 베타카로틴이 풍부하게 들어 있고, 강력한 항산화제인 폴리페놀과 플라보노이드도 많아서 암세포의 성장을 억제하고 암 억제 유전자를 활성화시킨다. 특히 쑥은 여성에게 좋은 것으로 알려져 있는데 몸속 냉기와 습기를 배출시키고 몸을 따뜻하게 보하기 때문이다. 각종 부인병에 효과가 탁월하다.

우리가 주식으로 이용하는 쌀은 탄수화물, 단백질, 무기질 등이 주성분인데 식물성 식품 중에서 가장 우수한 단백질을 갖고 있다. 단, 지방과 섬유소, 칼슘, 철분 등은 부족해 다른 식품에서 따로 섭취해야 하는데 이런 결점을 보완해주는 것이 바로 쑥이다. 칼슘과

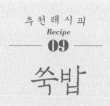

쑥밥

·만드는 방법·

가장 쉽게 쌀과 쑥을 함께 섭취할 수 있는 음식은 쑥밥이다. 어린 쑥은 깨끗이 다듬어 물기를 빼 준비하고, 밥을 짓다가 뜸이 들기 전에 쑥을 밥 위에 올려놓고 뜸을 들이면 된다. 밥이 되면 양념장으로 비벼 먹는다. 처음부터 쑥을 함께 넣고 밥을 지으면 쑥의 색깔이 누렇게 변하고 특유의 향미도 사라진다.

섬유소, 비타민 A, B, C와 세포를 재생시켜주는 엽록소가 풍부한 쑥은 쌀과 궁합이 좋다. 쑥에 풍부하게 들어있는 베타카로틴은 세균이나 바이러스가 침입했을 때 저항력을 높여주므로 감기 예방에서 항암까지 두루 효과를 볼 수 있다.

🍚 우수한 알칼리성 식품, 다시마

우수한 알칼리성 식품인 다시마는 혈전을 풀어주고 피를 맑게 하여 신진대사를 촉진하는 신비의 식품이다. '곤포(昆布)'라는 한약재 이름으로 불리는 다시마는 여러 한의학 서적에 언급되어 있다. 〈동의보감〉에서는 "담을 없애고 소변을 잘 내보내며 혈액순환 장애나

나력, 고환종 등의 종양이나 종기를 다스린다."라고 하였다. 〈본초
경소론〉에서는 "뭉친 것을 풀어주고 응어리진 것을 헤쳐주며, 체내
에 형성된 열 기운을 다스린다."라고 하였다. 갑상선 종양이나 인후
부의 이물감을 다스리는 효과도 탁월하다.

다시마는 비타민 A, B_1, B_2, B_3, B_{12} 등을 포함하여 알긴산, 라미닌,
타우린, 칼륨, 칼슘, 철, 요오드, 마그네슘, 셀레늄 등 78종의 영양
소를 함유하고 있다. 한마디로 섬유질, 비타민, 미네랄의 덩어리라
할 수 있다. 다시마의 영양 성분은 종류마다 조금씩 상이하지만 대
체로 수분 16%, 단백질 7%, 지방 1.5%, 탄수화물 49%, 무기염류
26.5% 정도로 구성되어 있다. 탄수화물의 20%는 섬유소이고 나머지
는 알긴산과 라미나린 등 다당류이다. 완전식품에 가깝다는 우유와
비교했을 때도 전혀 뒤지지 않는다. 다시마는 우유보다 칼슘이 13
배, 비타민 A가 4배, 철분은 130배가 많다. 섬유질은 보리나 율무의
5배, 표고버섯, 미역의 3배에 달한다.

다시마의 끈끈한 성질은 알긴산(Alginic Acid)이라는 섬유질 때문인
데, 이는 해조류 성분의 20~30%를 차지하는 주요 물질이다. 알긴
산은 체내 발암물질, 숙변, 장내 유해가스, 콜레스테롤, 노폐물을 흡
착시켜 몸 밖으로 배출시키는 작용을 하므로 변비 및 대장암에 효과
적이다. 다시마에 함유된 식이섬유는 포도당이 혈액 속에 침투되는
시간을 지연시켜주므로 당뇨병 환자에게 아주 좋다.

다시마밥

다시마를 살짝 불려 잘게 채쳐놓고, 다시마 불린 물을 넣어 밥을 짓는다. 뜸들이기 전 단계에서 다시마를 밥 위에 얹어서 마무리하고 양념장(간장, 파, 다진 마늘, 참기름)과 함께 낸다.

미역과 마찬가지로 요오드가 풍부해 갑상선 기능을 조절하며, 갑상선 호르몬 생성을 도와 신진대사를 촉진시키고 혈전을 풀어주어 피를 맑게 한다. 혈구, 혈색소, 혈청단백질을 증가시키는 작용도 한다. 또한 칼슘이 풍부해 성장에 도움을 주고 골다공증을 예방해주므로 성장기 아동이나 여성에게도 좋다. 이렇게 우수한 영양물질을 함유하고 있음에도 불구하고 칼로리가 거의 없으므로 대표적인 다이어트 식품으로 꼽힌다.

다시마는 콩의 부족한 성분을 보완해주는 식품이기도 하다. 콩의 사포닌 성분은 건강에 유익하지만 체내에 들어와서 요오드를 배출시키는 부작용을 일으킨다. 이때 다시마를 함께 섭취하면 이를 보완할 수 있다. 그러나 갑상선 기능에 이상이 있는 사람이 다시마를 과하게 섭취할 경우, 갑상선 기능에 문제가 생겨서 증상이 악화될 수 있으므로 주의해야 한다.

칼슘은 멸치나 우유에 많다고 생각하지만 사실 다시마에 더욱 풍부하게 들어있다. 다시마의 칼슘은 소화 흡수가 아주 빨라 뼈의 성장, 발육에 좋다. 성장기 자녀는 물론이고 뼈 건강이 문제인 갱년기 여성에게도 훌륭한 건강식품이다.

🍚 최고의 항암식품, 고구마

한의학에서는 고구마에 비장과 위장을 튼튼하게 하고 혈액을 보하며 몸을 따뜻하게 하는 효능이 있다고 한다. 음주 후 설사, 어린이의 영양부족과 만성 소화불량에도 좋다.

고구마는 항산화 물질을 많이 함유한 식품이다. 특히 껍질에 있는 보랏빛 색소에는 항산화 물질인 폴리페놀 화합물(안토시아닌 성분)이 다량 함유되어 있다. 젊어지는 효과를 보려면 노란 속살만 먹으려 하지 말고 고구마를 껍질째 먹는 습관을 들이는 것이 좋다.

고구마는 강력한 발암 억제 효과를 갖고 있다. 흡착력이 강한 식이섬유가 각종 노폐물, 콜레스테롤, 발암물질을 몸 밖으로 배출시키기 때문이다. 고구마의 껍질에 들어 있는 베타카로틴 성분은 세포를 노화시키는 활성산소를 잡아준다.

또한 고구마는 콩, 토마토와 함께 칼륨이 많은 식품으로(100g 당 460mg) 긴장이나 스트레스, 무기력증에 매우 좋은 효과를 발휘한다. 칼륨은 나트륨의 배설을 촉진해 혈압을 낮춰주는 효과가 있다.

추 천 레 시 피
Recipe
——— **11** ———

고구마밥

· 재료 ·

고구마 400g, 멥쌀 3컵, 물 4컵, 진간장 5큰술, 홍고추 1개, 풋고추 1개, 깨소금 1큰술, 참기름 1큰술, 고춧가루 1작은술

· 만드는 방법 ·

1. 고구마는 껍질을 벗겨서 굵은 깍두기 모양으로 썰고, 찬물로 한 번 헹궈 물기를 빼놓는다.
2. 쌀은 씻어 30분 정도 불린다.
3. 쌀과 고구마를 섞어 밥솥에 안치고 물을 잡아 끓인다.
4. 밥물이 끓어오르면 중불로 줄여 쌀알이 퍼지는 것을 봐가며 뜸을 들인다.
5. 홍고추, 풋고추는 씨를 빼고 굵게 다져서 진간장, 고춧가루, 깨소금, 참기름과 섞어 양념장을 만들어 곁들인다.

고구마에는 섬유소뿐 아니라 수지 성분(고구마를 자르면 하얗게 나오는 진)이 많아서 변비 예방 및 치료 효과가 크다. 고구마는 감자와 달리 GI가 낮아 당뇨병 환자도 안심하고 먹을 수 있고, 위장에 머물러 있는 시간이 길어 다이어트 식품으로 유용하다.

고구마의 풍부한 칼륨 성분과 섬유질이 체내 나트륨 배출을 도와주므로, 김치와 고구마를 함께 먹는 것은 매우 좋은 음식 조합이다. 반면 소고기와 고구마는 좋은 성분의 흡수와 소화를 서로 방해하기 때문에 함께 먹지 않는 것이 좋다.

🍚 천연의 소화 촉진제, 무

무는 동서양을 막론하고 오래 전부터 인류와 친숙한 작물이다. 과거에는 구황식물로 사랑받았고 현재는 여러 가지 반찬으로 활용도가 높은 식재료이다. 한의학에서는 감기에 걸렸을 때 음의 성질인 한사(寒邪)를 보완하기 위해 양의 식품을 섭취해야 한다고 주장하는데 대표적인 양의 식품이 무이다. 〈본초강목〉에 기록된 무의 효능은 다음과 같다. "무는 소화를 촉진하고 독을 풀어주는 효과가 있으며 오장을 이롭게 하고 몸을 가볍게 해준다. 또 담을 제거하며 기침을 그치게 해주고 설사를 다스린다."

우리나라의 경우, 고랭지에서는 연중 재배가 가능하나 대체로 봄과 가을에 재배되는 편이다. 무는 비교적 토종의 형태가 잘 보존되어 있는 작물이다. 현재 식용으로 사용되는 무는 조선무와 왜무로 분류된다. 왜무는 길쭉하고 껍질이 두꺼운 데 반해, 조선무는 굵고 뭉툭한 모양에 살이 단단하고 영양가가 풍부해 식재료로 더 널리 사용된다.

무에는 단백질 1.32%, 지방 0.83%, 섬유질 0.83%, 회분 1.46%, 인 0.15%, 석회 0.02%, 포도당, 전분질이 들어 있고 나머지 92.14%는 수분이다. 수분이 대부분이지만 비타민 B, C 등 비타민과 미네랄이 풍부하게 함유되어 있다. 또한 무청 속에는 체내에서 비타민 A로 전환되는 카로틴 성분이 풍부하고 비타민 B, C, 미네랄도 많이 들어 있어 상식하는 것이 건강에 좋다. 단, 7월에 나오는 무청은 약간의 독성이 있으므로 절기상 상강이 지난 후에 나오는 것을 먹는 것이 좋다. 무 껍질에는 무의 속살보다 비타민 C가 2.5배 풍부하니 껍질째 먹도록 하자.

　무는 소화흡수율이 매우 높은 식재료이다. 각종 소화효소와 전분 분해효소인 아밀라아제, 디아스타아제, 글리코시다아제가 풍부하게 함유되어 있어 과식했을 때 즙을 내서 먹거나 갈아 마시면 소화가 잘 된다. 무의 수분은 장에 습기를 더해주고 식이섬유는 장내에 유익한 세균을 늘려 노폐물의 배설을 촉진한다. 칼로리가 적은 만큼 비만 환자에게 좋은 다이어트 식품이다.

　무는 건위, 거담, 이뇨 및 소염작용을 하므로 술로 인한 위의 염증을 치료하고 소화 및 배변을 촉진시켜 숙취를 해소한다. 특히 니코틴을 중화하는 해독작용과 노폐물을 배출하는 능력이 탁월하다. 담배를 많이 피우는 사람이라면 무생채, 무국, 무밥, 무김치 등 무로 만든 요리를 자주 식탁에 올리는 것이 좋다. 이뇨작용이 탁월한 무를 상복하면 혈압을 관리하는 데도 도움이 된다. 무에는 담석을 용해하는 성분도 있어 담석증 예방에도 효과가 좋다.

　무의 매운맛을 내는 시니그린 성분은 점막을 자극해 점액 분비를 활성화시키므로 만성기관지염, 천식, 구토, 기침 등에 효능이 있다. 독감이나 감기에 걸렸을 때 무 조청을 만들어 먹으면 해열도 되고

무밥

· 만드는 방법 ·

쌀은 씻어서 30분간 물에 불리고, 무는 조금 굵게 채 썰어둔다. 밥솥이나 냄비의 바닥에 무채를 깔고 그 위에 쌀을 고루 펴서 안친 후, 밥물을 솥 가장자리로부터 살며시 붓는다. 무밥은 물기가 많으므로 흰밥보다 물을 적게 잡아야 한다. 무밥은 뜸을 푹 들이는 것이 좋다. 밥이 다 되면 주걱으로 가볍게 섞어서 푼 다음 양념간장을 곁들여 낸다.

기침도 호전된다. 다만 무는 기를 하강시키는 작용을 하므로 오후가 되면 기력이 떨어지는 사람에게는 좋지 않다. 또한 평소에 위궤양을 앓고 있다면 많이 먹지 않도록 주의한다.

천연 소화제인 무를 쌀과 같이 먹는 가장 효과적이고 간편한 방법은 뭐니 해도 무밥이다. 가을이나 겨울철, 무가 가장 맛있을 때 무밥을 해먹으면 맛도 있으면서 소화력도 좋아진다.

🍚 맛과 향이 탁월한 항암식품, 버섯

버섯은 균류 식물의 대표주자로 맛과 향이 은은하고 식감이 독특해 맛과 건강을 동시에 만족시키는 식재료이다. 버섯은 약으로도 음식 재료로도 다양하게 쓰이는데, 한방에서는 말린 버섯을 약용으로 쓰고 있다. 식용 가능한 버섯은 180여 종 정도인데 우리나라에서 자생하거나 재배하는 버섯도 상당히 많다. 영지버섯, 차가버섯, 상황버섯 등은 주로 차나 약용으로 쓰이고 표고, 송이, 느타리 등은 식재료로 이용된다. 수분이 많은 상태로 유통되는 것은 대부분 국산이고, 건조된 상태의 버섯은 수입품일 가능성이 크다.

버섯은 수분이 90% 이상이고 단백질이 2~3%, 나머지는 지방질, 당질, 미네랄 등으로 구성된다. 버섯에는 다당체(polysaccharide)가 매우 풍부한데 이 물질은 혈액 속에 과도하게 들어온 콜레스테롤이나 설탕의 양을 조절하여 피를 맑게 해주는 역할을 한다. 따라서 항암 작용, 면역기능 증진, 간 기능 향상, 혈중 콜레스테롤 저하는 물론 어혈을 풀고 혈전 생성을 억제하는 효과가 있다.

버섯은 칼로리가 거의 없는 데다 고단백이어서 다이어트와 성인병 예방에도 무척 좋은 식품이다. 게다가 미네랄, 비타민 B$_2$, 나이아신, 프로비타민 D 등도 많이 함유하고 있다. 버섯에 풍부한 비타민 D와 인은 뼈 조직을 만들어주므로 유아의 뼈와 치아 발육에 매우 중요하고 골다공증 예방에도 필수적인 성분이다.

버섯은 미네랄 중에서는 칼륨 함량이 높은데, 칼륨은 나트륨을 체외로 배출하는 역할을 해주므로 고혈압 예방에 효과적이다. 또한 식물섬유를 다량 함유하고 있어 설사 및 변비의 치료에 효과가 있고 위장 작용을 활발하게 해준다. 버섯 중에서 식물섬유 함량이 가장 낮은 것이 양송이버섯이다. 그런데 양송이버섯의 식물섬유량이 2.4%인데 비해 채소의 평균 함유량은 2.2%에 불과하다.

◉ 표고버섯

생장 속도가 빨라서 널리 재배되는 표고버섯은 밤나무, 졸참나무, 상수리나무, 호두나무 등 활엽수의 고목이나 절주(切株)에 발생한다. 현재는 장작개비 재배로 대량 생산이 가능하며, 이른 봄에 재배한 것을 최고로 친다. 우리나라에서는 대개 원목 재배를 하기 때문에 중국산보다 품질이 훨씬 좋다. 버섯의 삿갓은 3~6cm로 암자갈색 또는 흑갈색을 띠고, 육질이 강인해 건조 시 저장성이 우수하다.

버섯 중에서 비타민 C 함량이 가장 많으며 키틴, 트레할로오스, 환원당 등의 탄수화물과 칼슘, 에르고스테롤, 비타민 B_1과 B_2 등이 풍부하다. 특히 표고버섯은 말렸을 때 비타민 D 함량이 증가해 뼈와 이를 튼튼하게 해준다. 또한 혈압 강화와 콜레스테롤을 저하시키는 작용을 하며, 렌티난이란 성분은 암을 억제하는 효과가 있다.

육류의 지방을 체내에서 제거하는 역할도 하기 때문에 육류 요리와 함께 섭취했을 때 궁합이 좋고, 꿀과도 조화를 이루어 면역력을 강화시켜준다. 표고의 성분 중 피토스테린은 콜레스테롤의 침착을 억제하며 동맥경화 예방에 도움을 준다. 또한 표고의 풍부한 식물 다당체에는 항종양 성분이 들어 있음이 밝혀졌다. 여기서 끝이 아니다. 표고의 유효 성분은 뇌의 기능을 강화하고 풍부한 식이섬유는 변비 치료에 도움을 준다.

표고버섯은 〈본초강목〉과 〈동의보감〉 등에서 "기(氣)를 보하고 허기를 막으며 피를 잘 통하게 해 풍(風)을 고치는 작용을 한다."라고 평가되어 있다. 위궤양이나 십이지장궤양, 신경통 증상의 완화와 정력 증진, 시력 증진, 미용에 두루 좋다. 또한 냉증과 불면증의 묘약으로도 알려져 있다.

◉ 송이버섯

송이버섯은 씹히는 촉감과 향미가 뛰어나며 독특한 향과 고급스러운 맛이 일품이다. 〈동의보감〉도 버섯 중 으뜸이라고 소개하면서 다음과 같이 극찬하고 있다. "송이는 성질이 평하고 맛이 달며 독이 없고 매우 향기로우며 솔 냄새가 난다. 산에 있는 큰 소나무 밑에서 솔 기운을 받으면서 돋는 것으로 버섯 가운데 최고이다."

송이 중에서도 자연송이는 천하일미로 꼽히는데 강원도 인제 등지에서 제한적으로 채취된다. 송이버섯은 갓이 너무 피지 않은 것으로 자루가 짧고 통통한 것이 상품이며 구입하는 즉시 많은 조리를 거치지 않고 먹어야 향을 온전히 즐길 수 있다. 특히 우리나라 송이버섯에는 향과 맛을 결정하는 구아닐산이 가장 많이 함유되어 있어 동맥경화, 심장병, 당뇨병, 고지혈증 등에 효과적이며 위와 장에도 특효약이 된다.

송이에는 양질의 단백질, 비타민 B$_2$와 D, 칼륨, 철분 등이 풍부해

송이버섯밥

———— · **재료** · ————

쌀, 송이버섯, 느타리버섯, 건표고버섯, 애호박, 참기름, 소금

———— · **만드는 방법** · ————

1. 쌀은 깨끗이 씻어 30분 정도 불린다. 송이버섯은 0.3㎝ 두께로 썰고, 느타리버섯은 한 가닥씩 찢어놓는다.
2. 물에 불린 건표고버섯은 4등분하여 끓는 물에 데치고, 애호박은 굵게 채 썬다.
3. 솥에 불린 쌀을 넣고 그 위에 느타리, 표고, 송이 3/4, 호박을 얹은 다음 물을 부어 밥을 짓는다. 남은 송이버섯은 팬에 참기름을 두르고 볶다가 소금 간을 한다.
4. 밥이 다 됐으면 따로 볶은 송이버섯을 섞은 후 양념간장을 곁들인다.

혈중 콜레스테롤을 낮춰주고 고혈압 예방에도 좋다. 버섯 중에 항암 효과가 가장 뛰어난 버섯이기도 하다. 혈액순환과 신진대사에 효능이 있으며, 몸의 피로물질을 중화시켜 두뇌활동을 왕성하게 한다.

한방에서는 송이가 위와 장의 기능을 도와주고 기운의 순환을 촉진해서 손발이 저리고 힘이 없는 사람, 소화기 장애가 있는 사람에게 좋다고 본다. 송이는 중국, 일본, 대만, 베트남 등에서도 생산되지만 우리나라에서 채취된 것을 최고로 친다.

🍚 겨울의 보양 식품, 굴

굴은 소화가 잘되는 식재료로 남녀노소 모두에게 좋다. 〈동의보감〉
에도 "굴은 바다에서 나는 음식 중 가장 귀한 것이며 먹으면 향기롭
고 피부를 아름답게 하며 안색을 좋게 한다."라고 기록되어 있다.

굴은 우유보다 단백질이 많고 각종 비타민과 철분, 요오드, 칼슘,
망간 등의 무기질이 풍부해 빈혈에 좋다. 특히 채소가 부족한 겨울
철에 섭취하면 비타민과 미네랄을 보충할 수 있다. 굴에는 에너지원
으로 쓰이는 글리코겐이 풍부해 소화 흡수가 빨리 되도록 도와주고
피로 회복에도 좋다. 정액의 주요 성분인 아연도 다량 함유되어 있
어 남성들의 정력 증진에도 도움이 된다. 굴은 멜라닌 색소를 분해
하는 성분과 비타민 A가 풍부해 희고 맑은 피부를 원한다면 굴을 가
까이하는 것이 좋다.

굴은 '바다의 우유'라는 별명답게 완전식품으로 알려져 있다. 소화
가 잘 되고 흡수율 또한 높기 때문에 어린이나 노약자도 부담 없이
먹을 수 있으며 회복기 환자의 기운을 북돋아준다. 우유의 단백질
함량이 3%인데 굴은 무려 10%에 육박한다. 굴의 당질 성분은 대부
분 글리코겐이므로 '동물성 녹말'이라는 별명이 붙을 만큼 소화 흡수
가 빠르다. 금세 칼로리로 전환되기 때문에 지친 몸에 신속하게 활
력을 공급해준다.

콜레스테롤이 많다는 이유로 굴을 외면하는 사람도 적지 않은데,

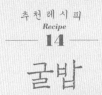

굴밥

· 재료 ·

굴 10개, 쌀 1컵, 무 50g, 표고버섯 2개, 참기름 ½큰술, 청주 1큰술, 물 1컵, 간장 1큰술, 물 1 큰술, 참기름 1작은술, 깨소금 1작은술, 홍고추 ½개, 풋고추 ½개, 양파 10g, 설탕 약간, 고 춧가루 1작은술

· 만드는 방법 ·

1. 쌀은 씻어서 불린다.

2. 굴은 소금물에 두세 번 가볍게 흔들어 씻어 건져둔다.

3. 표고버섯은 불려서 0.2㎝ 두께로 채 썰고 무는 5㎝ 길이로 채 썬다.

4. 팬에 표고버섯채, 무채를 넣고 볶다가 굴을 넣고 30초 정도만 살짝 볶는다.

5. 불린 쌀에 4.를 넣고 밥물을 맞춰 밥을 짓는다. 이때 청주를 살짝 첨가해 비린내를 제거 한다.

6. 양파와 홍고추, 풋고추를 다져 넣고 양념장을 만들어 밥에 곁들인다.

굴이 돼지고기나 마요네즈보다 콜레스테롤 함량이 높은 것은 사 실이다. 하지만 굴에 함유된 콜레스테롤은 불포화지방산이다. 동맥 경화증을 유발하는 포화지방산과는 확연히 다르다. 오히려 약알칼 리성 식품인 굴은 피를 맑게 해 주는 효과를 가지고 있다.

굴은 상하기 쉽기 때문에 날씨가 따뜻하면 쉽게 부패한다. 5~8월은 산란기이기도 하지만 '베네르빈'이란 독 성분이 나와 식중독의 위험이 가장 큰 시기이기도 하다. 굴에 레몬즙을 떨어뜨리면 레몬의 구연산 성분이 세균 번식을 막아주므로 보다 안전하게 먹을 수 있다.

🍚 열이 많은 사람에게 좋은 가지

가지는 찬 성질을 가지고 있어 열을 내리는 데 효과적이다. 찬 성질 덕분에 혈액순환 및 통증, 부종에 효과적이라고 알려져 있다. 94%가 수분인 가지는 영양가가 없는 식재료로 인식되어 왔지만 사실은 항암효과와 대사성 질환을 예방하는 효능을 갖고 있는 우수한 식품이다.

가지가 보랏빛을 띠는 이유는 안토시아닌 색소 때문인데, 이 천연색소는 항산화 및 암 억제 메커니즘의 활성에 중요한 역할을 해낸다. 벤조피렌, 아플라톡신은 물론 탄 음식에서 나오는 발암물질인 PHA 등을 억제하는 물질이 브로콜리나 시금치의 2배나 들어 있는 것이다. 또한 알칼로이드, 페놀화합물, 클로로필, 식이섬유소 등 다양한 암 예방 물질이 포함되어 있다.

가지는 기름을 잘 흡수하고, 불포화지방산과 비타민 E 흡수율을 상승시키기 때문에 고지방 식품을 먹을 때 함께 섭취하는 것이 좋고, 이런 작용 때문에 혈액 속의 콜레스테롤을 낮추는 효과를 발휘한다. 다른 채소와 마찬가지로 식이섬유가 풍부해 변비를 비롯한 배변장애 개선에 효과적이다.

그러나 몸이 찬 사람이나 임신부, 설사를 하는 사람이라면 가지를 과하게 섭취하지 않아야 한다. 한방에서는 가지를 가자(茄子)라는 약재명으로 부르는데, 찬 성질이 있어 열을 내리고 혈액순환을 도우며

추천레시피
Recipe
15
가지밥

──── · 재료 · ────

쌀 4컵, 가지 4개, 대파, 깨, 식용유, 간장 ¼컵, 부추, 설탕, 다진 마늘, 고춧가루, 청양고추, 참기름

──── · 만드는 방법 · ────

1. 가지와 대파를 적당히 썬다.
2. 달군 팬에 식용유와 파를 충분히 볶아 파기름을 낸다.
3. 파기름에 썰어둔 가지를 살짝 볶아준 뒤, 간장으로 간을 한다.
4. 가지가 숨이 죽을 때까지 볶아준다.
5. 불려놓은 쌀 위에 볶은 가지를 넣고 밥을 짓는다.
6. 간장, 부추, 대파, 청양고추, 다진 마늘, 고춧가루, 깨, 설탕, 참기름을 섞어 양념 간장을 만들어 함께 낸다.

통증을 멎게 하고 부종을 없애주지만, 이는 모두 몸이 따뜻한 사람에게 해당되는 내용이다. 냉증이 있다면 조심하는 편이 좋다.

가지를 요리할 때는 들기름을 쓰는 것이 맛이나 영양 면에서 좋다. 가지는 조직이 성글어서 스펀지처럼 기름을 흡수하는데, 식물성 기름인 들기름으로 요리하면 리놀레산과 비타민 E를 더 많이 섭취할 수 있기 때문이다.

🍚 게르마늄의 보고, 생강

한방에서 생강을 약재로 사용할 때는 그 뜨겁고 매운 약성을 취하는 것이다. 그래서 생강이 들어간 약은 열을 발산하고, 땀을 나게 하며, 소화기를 따뜻하게 해줌으로써 위산분비를 촉진시키고 식욕을 돋워서 소화를 돕는다. 또한 위 속의 세균을 억제하고 장운동을 촉진시키는 효과도 있다.

생강에는 징게론, 징기베론, 징기베렌, 시네온, 쇼가올, 시트랄, 필란트렌, 메칠헵테론, 캄펜, 게르마늄이라는 약용 성분들이 풍부히 들어 있다. 말린 생강의 영양 성분은 수분 7~15%, 전분 38~61%, 단백질 4~10%, 지방 3~7%, 회분 3~10%, 정유 0.4~4%로 구성되어 있고 이 밖에 펙틴, 사과산, 수산 등이 들어 있다.

생강은 침 속에 있는 디아스타제의 활성을 높여 소화를 돕고, 몸 안의 차가운 기운을 내보내기 때문에 한기가 있을 때 아주 좋다. 또한 독특한 매운맛과 향기를 내는 정유 성분을 가지고 있어서 두통, 복통, 기침, 감기 등에 해열제로 쓰인다. 생강은 대뇌피질을 흥분시키고 중추신경을 자극하여 신진대사를 원활히 하는 작용도 하므로 스트레스 해소 및 기분 전환에도 효과가 있다.

생강은 천연 소화제와 다름없다. 소화기를 따뜻하게 해주어서 위산 분비를 촉진시키고 식욕을 돋워서 소화를 좋게 하고 장운동을 촉진시키기 때문이다. 생강 속의 게르마늄 성분은 인체 내의 산소 이

생강밥

· 재료 ·

쌀, 생강, 가다랑어포, 간장, 소금

—— · 만드는 방법 · ——

1. 쌀은 깨끗이 씻어서 불린다.

2. 생강은 껍질을 얇게 벗기고, 결에 따라 채 썰어 물에 5분 정도 담가둔다.

3. 냄비에 물을 끓여서 가다랑어포를 넣는다. 약불로 줄인 후 1분 정도 더 끓여 우려낸다.

4. 불을 끄고 가다랑어포를 체에 거른다. 걸러진 가다랑어포도 꼭 짜서 버려지는 육수가 없도록 한다.

5. 냄비에 불린 쌀과 육수를 넣고 간장, 소금을 넣는다.

6. 쌀 위에 생강을 얹고 냄비 뚜껑을 덮은 뒤, 중불로 맞춘다.

7. 밥이 끓으면 불을 약불로 줄인다. 뚝배기는 7분, 냄비는 12분 가열한다.

8. 조리가 끝나면 불을 끈 상태에서 뚜껑을 열지 말고 10분간 뜸을 들인다.

9. 물을 묻힌 주걱으로 밥을 냄비 가장자리에서 살살 떼어내고, 바닥에서 퍼 올리듯 3~4번 뒤섞어 수분을 날린다.

용률을 높이기 때문에 고혈압, 암환자의 치료에 응용된다. 특히 매운맛을 내는 성분인 진저롤(Gingerol)과 쇼가올(Shogaol)은 살균효과가 있고, 통증을 유발하는 체내 물질인 프로스타글란딘(prostaglandin)의 생성을 억제하기 때문에 진통 효과가 있다.

멀미나 설사가 심한 경우, 과음으로 속이 더부룩한 경우에 생강을 미리 챙겨먹으면 냉기를 중화시켜서 도움을 받을 수 있다. 그러나 혈압이 높거나 열이 많은 사람, 출혈성 질환이나 불면증이 있는 사람은 주의해 섭취해야 한다.

🍚 강력한 항균제, 마늘

파, 쑥과 더불어 마늘은 우리 민족과 불가분의 관계를 맺어온 소중한 식품이자 약재이다. 세계 영양학자들이 공표한 10대 영양식품에서도 3위를 차지한 바 있으며, 최근에는 항암 식품으로 각광받고 있다. 마늘은 크게 한지형과 난지형으로 구분된다. 그중에서 한지형은 구가 크고 인편 수가 적으며 저장성 또한 우수하다. 반면 난지형은 꽃대가 길어 마늘종으로 이용이 가능하다.

마늘에는 수분 77%, 당질 20%, 단백질 1.3%, 칼륨, 유황, 규산, 염소, 소다, 인 등의 생리물질과 함께 비타민 A, B, C, E가 들어 있다. 여기에 생체 내의 산소이용률을 증가시키는 게르마늄이 754ppm이나 들어 있다. 마늘은 생강과 더불어 대표적인 항암 식품이자 제암식품으로 꼽힌다. 동양의학의 관점으로 보자면 마늘은 태양(太陽), 양명(陽明)에 속하는 식품으로 기운이 오장(五臟)을 통하게 하여 한(寒)과 습(濕)을 없애주고, 사악(邪惡)을 물리치며, 육류를 소화시키는 힘이 크다.

마늘버터밥

—— · 재료 · ——

불린 쌀 2컵, 마늘 ⅔컵, 버터 2큰술, 포도씨유 1큰술, 물 1⅓컵, 달걀 1개, 양념간장(간장 2큰술, 멸치액젓 2큰술, 설탕 1큰술, 청양고추 1개, 양파 1/4개, 물 1큰술, 부순 통깨 ½큰술, 참기름 1작은술)

—— · 만드는 방법 · ——

1. 쌀은 깨끗이 씻어 30분 이상 불린 다음 물기를 뺀다.
2. 잘게 다진 청양고추와 분량의 재료로 양념장을 만들어 놓는다.
3. 마늘은 꼭지를 제거한 후 작은 것은 통째 사용하고 큰 것은 2~3등분 한다.
4. 달군 냄비에 버터나 포도씨유를 두르고 손질한 마늘을 넣어 약불로 볶는다.
5. 마늘이 엷은 갈색을 띠면 불린 쌀을 넣고 2~3분간 더 볶아주고, 밥물을 맞춰 밥을 짓는다. 이때 소금을 적당히 넣는다.
6. 밥물이 끓어오르면 중불로 2~3분 더 가열한 다음 약불로 줄여 10분간 더 끓인다.
7. 불을 끈 후에 10분 이상 충분히 뜸을 들인다.
8. 달걀물에 소금을 넣어 포슬포슬한 스크램블드 에그를 만든다.
9. 완성 접시에 마늘버터밥을 넉넉히 담고, 한쪽에 스크램블드 에그를 올린다. 파슬리가 있으면 예쁘게 장식한다.
10. 양념간장을 곁들여 낸다.

　나리과에 속하는 여러해살이 풀인 마늘의 원산지는 동서양의 접경지인 파미르고원 일대이다. 중앙아시아 지역이나 이집트로 추정된다. 기원전 2500년경에 축조된 이집트의 피라미드 벽면에서 공사에 투입된 사람들에게 마늘을 나눠주었다는 기록이 발견되기도 했다.

마늘에는 단백질, 지질, 섬유질, 비타민, 무기질 등 주요 영양분이 듬뿍 들어 있다. 이들 영양소의 함유량은 파슬리나 샐러리보다도 훨씬 높다. 그러나 무엇보다 최근에 마늘이 각광을 받고 있는 것은 바로 항암물질로 알려진 '셀레늄'이 다량 함유되어 있기 때문이다.

셀레늄은 미량만 필요하지만 체내에서 중요한 작용을 하기 때문에 필수미량원소라고 부른다. 원자번호 34번인 희유원소(稀有元素)로서 화학적 성질은 유황과 비슷하다. 셀레늄은 미역, 시금치, 감 등에도 조금씩 들어 있지만 마늘이 단연코 압도적이다. 이 성분은 몸의 노화와 각종 성인병을 유발하는 과산화지질의 생성을 억제시켜주기 때문에 노화를 막아주고 성인병을 예방한다.

인체의 구성요소인 생체막은 불포화지방산 성분으로 이루어져 있는데, 이것이 산화되면 과산화지질로 변한다. 쇠에 녹이 스는 이치와 비슷하다. 이 과산화지질이 몸의 노화를 촉진하고 각종 성인병을 유발하는 것이다. 이른바 동맥경화도 이런 원리로 생기는 것이다. 마늘의 셀레늄 성분은 과산화지질의 생성을 억제해줌으로써 젊음을 유지해준다.

마늘은 인체 장기 중 특히 간에 좋다고 알려져 있다. 생마늘에는 유황을 포함한 아미노산이 풍부하기 때문이다. 마늘은 간 기능을 촉진시켜 피로 회복과 간염 예방에 도움을 준다. 또한 항균작용을 통해 아토피성 피부염 치료에도 효과를 발휘한다. 마늘의 알리신과 스코르디닌(scordinin) 성분은 성기능을 활성화시켜주므로 정력식품이라

할 만하다.

마늘과 쌀을 함께 먹으려면 마늘밥이 좋다. 필리핀의 갈릭라이스는 버터마늘밥이라 할 수 있는데 고소하고 향긋한 풍미가 일품이다. 마늘 특유의 아리고 매운맛은 쏙 빠지고 버터와 어우러진 고소하고 은은한 마늘향이 감돈다. 갈릭라이스를 제대로 만들려면 푸슬푸슬한 안남미가 제격이지만 찰진 우리 쌀로 만들어도 나름 맛있게 먹을 수 있다.

🍚 과일 중의 과일, 밤

밤은 칼로리가 풍부한 스태미너 식품이다. 〈동의보감〉에는 "밤은 기를 보하고 장과 위를 든든하게 하며 신기(腎氣)를 돕고 배고프지 않게 한다."라고 기록되어 있다. 한의학에서는 위장과 신장이 허약한 사람, 식욕부진인 아이에게 건강 회복식으로 밤을 처방했다.

밤에는 탄수화물이 40%나 함유되어 있다. 생밤 100g당 162㎉로 열량이 꽤 높은 편이다. 밤 속이 노란색을 띄는 이유는 카로티노이드라는 색소 때문인데, 이 성분은 노화를 예방하고 면역력을 높여주며 피부를 윤택하게 한다. 항산화 물질인 카로티노이드는 면역력을 높여 세균과 바이러스로부터 몸을 보호해주므로 감기 예방 효과도 있다.

밤의 속껍질에는 타닌 성분이 다량 함유되어 설사를 멈추는 데 도움이 된다. 또한 지혈 성분과 독소 완화 성분이 들어 있어 해독작용

밤 영양밥

· 재료 ·

생밤 10알, 차조 1큰술, 수수 2큰술, 인삼 1뿌리, 찹쌀, 대추, 은행 약간

· 만드는 방법 ·

1. 생밤은 껍질을 벗겨 반으로 자르고 차조와 수수는 씻어서 건져놓는다.
2. 인삼은 깨끗이 씻어 동글납작하게 편으로 썬다.
3. 찹쌀을 씻어 30분 정도 불려두었다가 체에 받쳐 물기를 뺀다.
4. 대추와 은행은 깨끗이 씻어 손질해 놓는다.
5. 솥에 찹쌀과 다른 재료를 넣은 후 밥물을 맞춰 밥을 짓는다.

이 뛰어난데 껍질을 달여 먹어야 제대로 효과를 볼 수 있다. 밤은 전분 함량이 높아 많이 먹으면 쉽게 살이 찔 수 있다. 소고기, 양고기와 궁합이 좋은데 갈비찜에 밤이 들어가는 것이 그런 이유이다.

밤 속에는 토마토와 맞먹을 만큼의 비타민 C가 들어 있다. 과일과 야채가 귀했던 겨울철에 밤은 비타민 C의 중요한 공급원이었을 것이다. 과일과 채소의 비타민 C는 열을 가하면 파괴되지만 밤에 있는 비타민 C는 굽거나 삶아도 파괴되지 않는다. 대보름날 생밤을 씹어 먹고 부스럼이 나지 않기를 기원했던 풍습은 겨울 동안 부족했던 영양분과 비타민 C를 보충하는 의미도 있었다. 생밤 10개를 먹으면 하루 비타민 C 필요량을 모두 섭취할 수 있다.

Part 05

밥의 변신,
죽 · 식혜 · 선식

곡식과 부재료에 적당한 물을 넣어 고체 형태로 만든 음식이 밥이라면, 여기에 물의 비율을 높여 유동식으로 만든 것이 죽이다. 쌀 외에도 율무, 팥, 콩, 녹두 등의 다양한 곡물로 죽을 쑬 수 있다. 잣, 호도, 은행, 대추, 밤 등 견과류를 넣기도 하고 방풍죽, 아욱죽, 호박죽, 콩나물죽처럼 나물을 넣어서도 죽을 쑨다. 또한 닭죽, 전복죽처럼 동물성 식품을 곁들여서 죽을 쑬 수도 있다. 밥은 "짓는다."라고 표현하지만 죽은 "쑨다."라고 말한다.

밥을 지은 후, 냄비나 솥에 눌어붙은 것이 누룽지이다. 누룽지는 바삭바삭한 식감과 고소한 향이 특징인데, 한의학에서는 이런 고소한 향이 방향화습(芳香化濕)의 효능을 가진다고 말한다. 즉, 향으로 비위의 습을 말려서 소화가 잘되게 돕는다는 의미다. 누룽지의 약한 쓴맛도 소화가 잘되게 하고 식곤증을 예방하며 원기를 북돋는다.

누룽지에 물을 부어 끓이면 숭늉이 된다. 예로부터 우리 선조들은 식후에 디저트로 숭늉을 마셨는데 천연 소화제 역할을 한 것이다. 회를 먹은 후, 물고기의 뼈와 머리로 탕을 끓여 먹으면 소화가 잘된다고 한다. 쌀밥을 먹고 난 후, 밥을 살짝 태운 누룽지를 먹으면 밥이 잘 소화되는 것도 같은 원리이다. 숭늉은 선조들의 지혜가 담긴 좋은 음식이다. 소화가 안 되고 속이 울렁거리는 증상이 있다면 식후에 숭늉을 마셔보자.

쌀에 맥아를 넣어 발효시킨 식혜나 각종 곡물을 가루 형태로 만든 선식도 쌀을 주재료로 한 대표적인 음식이다.

🍚 속이 허하고 입맛이 없을 때 좋은 죽

죽은 제철에 나는 식재료로 만드는 별미로 곡물 음식의 가장 원초적 형태이다. 어린이나 노인의 보양을 위해서, 병으로부터 회복 중이거나 입맛이 없을 때 식욕 증진을 위해서 먹었다. 조선 후기에 편찬된 실학서인 〈임원경제지〉에도 아침에 일어나 죽을 먹으면 허한 위에 곡기를 일으킬 수 있고 식감이 부드럽고 매끄러워 위장에 좋다고 쓰여 있다.

우리나라에서는 오랜 전부터 죽이 다양하게 분화되고 발달하였다. 조선시대 문헌에도 다양한 종류의 죽이 기록되어 있다. 죽은 만드는 방법에 따라서도 분류할 수 있다. 곡물을 껍질만 남을 정도로 충분히 고아서 체에 밭친 것으로 죽보다 묽은 음식인 미음, 녹말가루로 쑨 음식인 옹이, 곡물을 굵게 갈아서 쑨 원미죽, 곡식이나 밤 등의 가루를 밥물에 타서 끓인 암죽 등이 그것이다.

밥은 입에서 식도를 거쳐 위장에 들어와 분해된 후에 십이지장, 소장, 대장으로 내려간다. 그런데 감기에 걸리거나 배탈이 나거나 큰 병을 앓고 난 다음에는 입맛이 없고 소화가 잘 되지 않는다. 위장의 능력이 떨어져 밥을 소화시키기 어려운 것이다. 그럴 때 먹는 것이 죽이다.

죽은 이미 소화가 진행된 밥이라고 볼 수 있다. 죽이 식도를 거쳐 위장으로 들어가도 위장이 할 일이 별로 없으므로 금방 십이지장으

밥의 변신. 죽 · 식혜 · 선식

로 내려간다. 죽을 먹으면 소화도 잘 되고 체할 염려가 없다. 죽은 위장에 부담을 주지 않으면서 곡기를 공급해 주는 역할을 한다. 다만 죽을 먹으면 속이 금방 비어 허기가 질 수 있다.

중·장년층의 경우, 아침에 죽을 먹으면 위장을 보양하고 진액이 생겨 장수에 좋다. 〈동의보감〉에는 "노인에게는 죽이 좋다. 새벽에 일어나 죽을 먹으면 가슴이 뚫리고 위장을 보양하며, 진액이 생겨나고 하루 종일 기분이 상쾌하며, 보하는 힘이 적지 않다. 만생종 멥쌀을 진하게 푹 쑤어 먹는 것이 좋다."라고 기록되어 있다.

죽은 먹기 편하고 위에 부담도 적기 때문에 밤새 잠들어 있던 소화기관을 깨우는 아침식사로 훌륭하다. 조리 시간이 생각보다 좀 길기 때문에 저녁에 미리 끓여두고 아침에 데워 먹으면 된다. 별다른 반찬 없이 김치나 동치미 하나만 놓고 먹을 수 있다는 점도 장점이다.

◉ 죽의 대명사, 호박죽

호박은 박과에 속하는 식물 중에서 영양가가 가장 높다. 호박씨뿐만 아니라 호박의 뿌리, 줄기, 덩굴손, 잎, 꼭지, 종자 등이 모두 약으로 쓰일 정도로 버릴 것이 없는 식재료이다. 오래 전부터 약재로 쓰일 정도로 영양분이 뛰어나 약용과 식용으로 두루 이용된다. 한방에서는 호박을 남과(南瓜), 호박씨는 남과인(南瓜仁)이라는 이름의 약재로 사용한다. 약성이 감미롭고 따뜻하며 보중(補中), 자양(滋養), 강장(强壯)의 효과가 있다고 한다. 호박의 주성분은 당질과 전분질이

호박죽

· 재료 ·

호박(혹은 단호박) 800g, 찹쌀가루 1컵, 소금 2작은술, 녹말(쌀가루) ½컵, 설탕 약간

· 만드는 방법 ·

1. 호박은 껍질을 벗기고 씨를 뺀 다음 큼직하게 썰어 호박이 잠길 정도의 물을 붓고 푹 삶는다.
2. 삶은 호박은 믹서에 갈거나 으깨어 체에 내린다.
3. 찹쌀가루의 절반을 물에 풀어 체에 내려놓는다.
4. 호박 삶은 물에 으깬 호박을 넣고 끓이다가 찹쌀가루 푼 물을 넣고 한소끔 끓인 다음 설탕과 소금으로 간한다.
5. 찹쌀가루의 남은 반으로 익반죽해 새알심을 만들고, 녹말가루(쌀가루)에 굴린다.
6. 새알심을 끓는 물에 넣어 떠오르면 건져내 호박죽에 넣는다.

* TIP: 찹쌀가루를 익반죽하여 빚은 새알심을 녹말가루나 쌀가루에 굴리면 쉽게 퍼지지 않아 예쁜 모양을 유지할 수 있다.

며 수분 95%, 단백질 2.0%, 지방 0.6%, 탄수화물 3.9%로 구성되어 있으며 칼슘, 철, 비타민 C, 인산 등이 들어 있다.

특히 호박에는 칼륨이 풍부한데 칼륨은 혈압을 내리고 나트륨 배설을 촉진하는 작용을 함으로써 고혈압을 예방한다. 섬유질을 많이 함유하고 있어 변비를 완화하고 대장암을 예방한다. 호박의 당질은 소화 및 흡수가 잘 되므로 위장장애, 당뇨병, 비만, 회복기 환자에게 효과적이다. 호박의 노란 빛을 띠는 카로티노이드(Carotenoid) 색소가

체내에 흡수되면 베타카로틴이라는 것이 되고 이는 비타민 A로 전환된다. 비타민 A를 풍부하게 섭취하면 암세포 증식을 막을 수 있다. 베타카로틴은 식물성 기름과 궁합이 좋아서 볶음 요리를 하면 흡수율을 높일 수 있다.

호박은 쌀에 비해 열량이 10분의 1에 불과하고 노폐물 배출, 이뇨 작용을 돕고 지방의 축적을 막아주기 때문에 다이어트 식품으로도 인기가 높다. 또한 노화 방지와 피부 미용에 효과가 있는 비타민 E도 풍부하다.

호박에는 비타민 A와 E 외에도 비타민 B_2, 비타민 C가 듬뿍 들어 있어 호박을 먹으면 따로 비타민 제제를 챙겨먹지 않아도 될 정도이다. 비타민이 풍부하기 때문에 감기를 예방하는 데도 도움이 된다. 호박 중에서도 늙은 호박에는 비타민 B_{12}가 풍부하게 함유되어 있다. 늙은 호박을 먹으면 잠이 잘 오는 이유는 비타민 B_{12}가 신경 완화 작용을 하기 때문이다. 따라서 불면증에 시달리는 사람에게 음식 재료로 추천할 만하다. 비타민 A, C, B군이 균형 있게 조화된 호박은 백내장, 야맹증 등 눈병을 예방한다. 섬유질을 많이 함유하고 있어 많은 양을 섭취해도 부작용이 거의 없다.

◉ 피로회복에 좋은 대추죽

대추는 속을 보하고 기운을 차리게 하는 약성이 뛰어나다. 〈동의보감〉에서도 대추는 "위장을 튼튼하게 하는 힘이 있어 즐겨 먹는 것

대추죽

· 재료 ·

대추 50g, 멥쌀 1컵, 물 7~8컵, 소금 약간

· 만드는 방법 ·

1. 불린 쌀에 물을 붓고 되직한 농도가 될 때까지 끓인다.

2. 깨끗하게 씻은 대추는 씨를 빼서 푹 삶는다.

3. 삶은 대추를 믹서에 곱게 간다.

4. 쌀죽에 믹서에 간 대추를 넣고 한소끔 더 끓인 후 입맛에 맞춰 간한다.

* TIP: 대추죽은 아침에 5분죽 형태로 먹는 것이 좋다.

이 좋고 오래 먹으면 몸이 가벼워지면서 늙지 않는다."라고 하였다. 우리나라 토종 작물이지만 대량 재배를 하지 않아 생산량은 많지 않다. 충북 보은 대추가 유명하다. 수입산 대추는 표면이 쪼글쪼글하고 검은 편인데 반해, 국내산은 빛깔이 밝고 선명하다.

대추는 당분, 점액질, 능금산, 주석산, 비타민 C, 지방, 녹말 등이 다량 함유되어 있으며, 대추씨에는 베툴린, 베투릭산 등이 들어 있다. 신선한 대추에는 당분이 20~36% 함유되어 있고, 건조시킨 대추에는 60~80%나 들어 있다. 비타민 C는 사과나 복숭아의 수십 배 들어 있고, 귤보다도 7~10배 많기 때문에 여성의 얼굴에 윤기를 더해주는 미용 효과와 생리불순, 빈혈을 해소시키는 효능을 갖고 있다.

비타민 D의 함유량 역시 많다. 이외에도 니코틴산, 카로틴, 비타민 B₂, 칼슘, 철, 인 등의 영양소를 골고루 함유하고 있다.

대추는 위장과 비장을 보하여, 소화가 안 되고 피곤한 사람에게 특히 좋다. 만성피로에 시달리고 있다면 찹쌀 미음과 대추 달인 물에 꿀을 넣어 마시면 좋다.

대추의 은은한 단맛은 갈락토오스, 수크로오스, 맥아당 등의 당분 때문인데 체내에서 진정 작용을 하기 때문에 불안증, 우울증, 스트레스를 다스리고 불면증 해소 효과까지 얻을 수 있다. 대추는 시간에 쫓기며 스트레스가 많은 현대인에게 추천해줄 만한 부작용 없는 '천연 신경 안정제'이다.

대추와 찹쌀은 음식 궁합이 좋다. 찹쌀은 칼로리가 높고 질 좋은 단백질이 풍부하며 소화가 잘 되는 반면 칼슘과 철분은 거의 없는데, 대추에는 철분과 칼슘, 섬유질이 풍부해 찹쌀의 단점을 보완해주기 때문이다.

그러나 대추를 먹으면 체내에 수분이 오래 머물기 때문에 장기간 복용하면 체내에 습한 기운이 쌓여 비장의 기능을 해칠 수 있다. 치아나 혀에 병이 있는 사람은 장기간 섭취를 피해야 하고, 특히 씹어서 먹는 형태의 음식으로는 피하는 것이 좋다. 생대추에는 체지방을 분해하는 성분이 있으므로 마른 사람이나 몸에 열이 많은 사람은 대추를 날 것으로 먹지 않는 것이 좋다.

◉ 항암효과가 탁월한 마늘죽

마늘은 나리과에 속하는 여러해살이풀로, 크게 한지형과 난지형으로 구분된다. 예로부터 한지형을 상품으로 쳤는데 저장성이 좋고, 구가 크며, 인편수가 적기 때문이다. 난지형은 꽃대가 길어 마늘종을 이용하기에 좋다. 수입산 마늘의 특징은 알이 굵고, 무르고, 잔뿌리나 마늘종이 없다는 것이다. 반면 국내산은 알이 작고, 단단하며, 쪽수가 많고, 은회색이 돌고, 마늘종이 있다.

'마늘' 하면 한국인을 연상할 정도로 우리 민족은 유달리 마늘을 애용해 왔다. 마늘에는 단백질, 지질, 섬유질, 칼슘, 철, 비타민 A, 티아민, 셀레늄 등 주요 영양분이 듬뿍 들어 있다. 항암물질로 알려진 셀레늄이 미역이나 시금치보다 마늘에 훨씬 풍부하게 들어 있다. 불포화지방산이 산화된 과산화지질이 노화를 촉진하고 성인병을 유발하는데, 마늘은 이를 억제하고 예방하는 데 효과적이다. 마늘의 셀레늄 성분이 과산화지질의 생성을 억제해주는 작용을 하기 때문이다. 아연 성분이 풍부한 마늘은 강장효과가 뛰어나 스태미너 식품으로 알려져 있고 간 기능 촉진, 간염 예방, 피로 회복에 효과적이다. 생마늘에 함유되어 있는 아미노산이 간을 보해 이런 효과를 발휘한다.

마늘에 함유된 배당체는 고혈압 환자의 혈압을 낮추는 데 도움을 주며, 울혈(鬱血)을 용해하는 작용을 하기 때문에 혈전증, 심근경색, 뇌경색 등의 뇌와 심혈관계 질환을 예방하고 치료하는 데 효과적이다. 놀랍게도 마늘을 먹은 후 몇 시간 만에 혈액을 용해하는 작용이 시작된다고 한다.

한방에서는 마늘이 기의 순환을 도와 비위를 따뜻하게 해주므로 위장이 차갑거나 과식했을 때 좋다고 한다. 몸이 냉하고 추위를 많이 타는 사람이 마늘을 먹으면 몸이 따뜻해지는 효과를 볼 수 있는데, 이때 식초와 함께 먹으면 훌륭한 음식 조합이 된다. 그러나 마늘은 위의 점막을 자극하여 위산의 분비를 증가시키므로 만성위염, 위궤양, 십이지장궤양을 앓고 있는 사람은 과하게 먹는 것이 좋지 않다. 위가 약하다면 특히 공복에 먹지 않는 것이 좋고, 몸에 열이 많은 사람은 생마늘보다는 구워 먹는 것이 좋다.

한의학에서는 "냄새를 빼고는 100가지 이로움이 있다."라는 의미로 '일해백리(一害百利)'란 별칭을 마늘에 붙여 놓았다. 한약재 명으로는 '대산(大蒜)'이라 한다. 〈동의보감〉은 "마늘이 오장육부를 튼튼하게 하고 종양을 없애며 복통, 냉통, 급체, 토사곽란을 다스린다."라고 기록하고 있다. "마늘을 매일 먹으면 무병 장수한다."는 옛말이 생긴 것이 이해가 된다.

마늘에 들어 있는 '알리신' 성분 1㎎은 '페니실린' 15단위의 살균력을 가지고 있다. 알리신을 12만 배로 묽게 희석해도 결핵균이나 디프테리아균, 이질균, 티푸스균, 임균 등에 대한 항균 작용이 가능하다. 또한 감기의 원인균인 인플루엔자 바이러스에 대해서 항바이러스 작용도 한다. 특히 결핵균에 대해 강력한 살균 및 항균작용을 하

밥이 치매를 이긴다

추천레시피
Recipe
21

마늘죽

· 재료 ·

마늘 30g, 멥쌀 60g, 소금이나 간장 약간

· 만드는 방법 ·

1. 마늘은 껍질을 벗기고 팔팔 끓는 물에 1분간 삶아 준비한다.

2. 마늘 삶은 물에 쌀을 넣고 죽을 쑨다.

3. 죽이 다 되어 갈 즈음에 꺼내둔 마늘을 넣고 소금 또는 간장으로 맛을 낸다.

고 체력을 증강시키는 데도 도움을 준다.

무엇보다 마늘은 뛰어난 항암 식품이다. 마늘의 유효 성분들이 인체 세포의 활성을 촉진시키므로 정상세포가 암세포를 이겨내도록 힘을 주어 암세포가 증식하는 것을 억제하기 때문이다. 암 억제와 예방에 도움이 되는 성분은 마늘 속에 있는 유기성 게르마늄과 셀레늄 그리고 디알릴 디설파이드(diallyl disulfide)이다. 단, 항암효과를 보고 싶다면 생마늘을 통째로 먹는 것이 가장 효과적이다. 익힌 마늘의 형태로 먹을 때는 즉시 조리하는 것보다 마늘을 썰거나 찧어서 10분 정도 두었다가 가열해서 먹는 것이 항암 효과를 높일 수 있다.

◉ 대한민국 대표 약재로 만든 인삼죽

인삼은 오가과(五加科, 두릅나무과)에 속하는 여러해살이풀로 오래 전부터 기사회생의 효력이 있는 약재로 알려져 왔다. 인삼은 기후와 토질에 따라 약효가 달라지는데, 그중 최고의 약효를 지닌 것이 고려인삼이다. 토종 인삼은 잘 발달된 다리가 2~4개 있으며 삼 머리가 건실하고 짧다. 우리나라에서는 경기도의 강화, 개성과 함께 충남 금산이 인삼의 특산지로 손꼽힌다.

흔히 인삼이라고 하면 말린 삼(백삼)을 말하지만 엄밀히 따지면 가공 방법에 따라 수삼과 백삼으로 나눌 수 있다. 수확한 것을 그대로 사용하는 것을 수삼이라 하고, 껍질을 벗겨 햇볕에 말려서 사용하는 것을 백삼이라 한다. 또한 쪄서 말린 것을 홍삼이라 하는데 붉은 밤색을 띤다. 이들 가공 인삼은 주로 5~6년근을 사용한다.

인삼에는 사포닌 배당체, 날기름, 스테로이드, 탄수화물, 유리아미노산, 비타민, 효소, 기름, 수지, 무기물 등이 들어 있다. 특히 사포닌이 피부에 작용하여 세포를 재생하는 효과를 낸다. 인삼의 유효 성분은 혈당을 내려 당뇨병에도 효과적이다.

지금까지 알려진 인삼의 효능은 다양하다. 오장의 기능회복, 식욕증진, 강심작용, 건위작용, 노화예방, 간 기능 회복, 두뇌활동 촉진, 조혈작용 등의 효과가 있다고 알려져 있다. 이 밖에도 고혈압, 동맥경화, 당뇨병, 스트레스, 갱년기 장애, 냉증, 알코올 중독, 류머티즘 관절염, 알레르기, 피로회복, 피부미용에도 탁월한 효과를 낸다. 게다가 현대인의 난치병이라는 암을 억제하는 작용도 한다. 중국 명나

추 천 레 시 피
Recipe
—— **22** ——

인삼죽

· 재료 ·

수삼 1뿌리, 멥쌀 1컵, 참기름 1큰술, 설탕과 소금 약간

· 만드는 방법 ·

1. 수삼 1뿌리에 물 10컵을 붓고 1시간 정도 달인다.
2. 질그릇 냄비에 참기름을 두르고 불린 쌀을 볶는다.
3. 볶아진 쌀에 인삼 달인 물을 붓고 센 불로 한소끔 끓이다가 중불로 줄인다.
4. 죽이 완성되면 소금이나 설탕으로 간한다.

* TIP: 반드시 질그릇 냄비로 죽을 쑤어야 한다. 인삼은 쌉쌀한 맛이 있으므로 설탕을 조금
넣어주는 것이 좋다.

라 때 이시진이 쓴 의학서인 〈본초강목〉에는 "인삼은 모든 허증과
현훈, 혈붕, 토혈 등을 다스린다."라고 설명되어 있다.

우리나라 토종 인삼의 영양 성분은 사포닌 배당체(4~5%), 날기름
(0.05~0.25%), 스테로이드, 탄수화물, 유리아미노산, 비타민, 효소,
기름, 수지, 무기물 등으로 구성되어 있다. 이 중에서도 약효의 중심
이 되는 것이 사포닌 성분이다. 사포닌은 피부에 직접적인 작용을
가하여 세포를 재생한다. 즉, 새로운 피부 세포를 만들어서 생기 있
고 탄력 있는 피부를 유지시켜 주는 것이다.

인삼은 비위가 약하고 체질이 냉하며 몸이 허약한 소음인에게 가
장 적합한 약재이다. 인삼의 약효가 아무리 뛰어나도 체질에 맞지

않는 사람이 있기 마련이다. 인삼을 먹은 후 얼굴이 붉어지고 가슴이 답답하고 열이 나고 피부 발진이 생긴다면, 혹은 신경이 흥분되고 혈압이 상승한다면 인삼을 피하는 것이 좋다. 본래 혈기가 왕성하거나 체내에 열감이 있는 사람에겐 인삼이 맞지 않는다. 또한 평소 고혈압이 있거나 감기를 앓는 중이라 열이 있는 사람에게도 좋지 않다.

몸이 뜨겁다고 느끼는 사람, 건강한 사람은 굳이 인삼을 먹지 않아도 되고, 가급적 더운 여름철에는 피하는 것이 좋다. 인삼과 무를 함께 먹는 것은 좋지 않고, 인삼 복용 후 1시간 안에 녹차를 마시는 것도 삼가야 한다. 인삼은 항이뇨 작용을 하기 때문에 부종이 있는 사람도 피하는 것이 좋다. 꿀에 잰 인삼은 시간이 지나면 일종의 독성이 나오기 때문에 꿀에 재워 먹는 것은 좋지 않다.

◉ 사람의 두뇌를 닮은 고급 과일로 만든 호두죽

호두는 다양한 영양소와 효능을 갖고 있는 알칼리성 식품이다. 호두에는 다량의 지방유, 단백질, 당분, 식이섬유 이외에 칼슘, 인, 철, 카로틴, 비타민 B_2, 비타민 C, 비타민 E, 비타민 B_6 등이 함유되어 있다. 호두는 우유나 계란보다 영양가가 높다고 평가된다. 호두를 일주일에 몇 번, 한 줌씩을 먹는 것만으로도 심장마비 위험을 최고 51%까지 줄일 수 있다고 한다. 풍부한 무기질과 비타민 B_1이 풍부해서 매일 먹게 되면 피부가 고와지고, 노화 방지와 강장 효과도 볼 수 있다.

호두는 대표적 지방 식품으로 지방 함량이 무려 65%나 된다. 그중에서 인체에 이로운 불포화지방산이 90%이고, 불포화지방산 중에서도 알파 리놀렌산과 같은 '오메가3 지방산'이 풍부하다. 오메가3 식품의 대표 격인 연어보다 3배가 많은 정도이다. 오메가3 지방산은 혈중 콜레스테롤을 감소시키고 혈압을 낮춰주며 동맥의 탄력성을 강화한다. 호두에 풍부한 지방은 대장을 윤기 있게 만들어서 노인성 변비, 산후 출혈로 인한 변비, 열병 후 진액과 혈액이 부족해 생기는 변비 등을 치료한다.

양질의 단백질과 불포화지방산, 필수지방산, 무기질과 비타민으로 꽉 찬 호두는 어린이나 임신부는 물론 고혈압, 고지혈증 및 만성 기관지염을 앓고 있는 성인에게도 아주 좋으며, 노인이나 체력이 약한 사람의 기침을 치료하고 손발이 찬 증상을 완화한다.

사람의 뇌 모양과 꼭 닮은 호두에는 뇌 세포의 혈액 흐름을 좋게 하여 기억력을 높이는 효과가 있다. 또한 치매와 뇌졸중을 예방해주며 신경안정제 역할을 하기 때문에 불면증에도 좋다. 호두와 대추는 모두 따뜻한 성질을 갖고 있으며 강장 효과가 있어서 함께 먹었을 때 훌륭한 스태미너 음식이 된다.

우리나라 전체 호두 생산량의 70%를 차지하는 지역은 천안이다. 우리나라에서 생산되는 절대량이 부족해 국내 수요를 충당하기 어려운 까닭에 이미 오래 전부터 미국에서 많은 양의 호두를 수입해

호두죽

· 재료 ·

호두살 10개, 멥쌀 1컵, 소금 약간

· 만드는 방법 ·

1. 쌀은 잘 불려서 준비한다.
2. 불린 쌀과 호두를 분쇄기에 갈고 물 6컵을 넣어 걸러준다.
3. 냄비에 2.를 넣고 끓여서 1컵 분량의 죽이 되도록 졸인다.
4. 입맛에 맞춰 소금으로 간한다.

왔다. 최근에는 중국산 호두도 일부 수입되고 있지만, 아직까지는 미국산이 대부분을 차지한다.

호두는 겉모양만으로 수입산과 국산을 구별하기가 무척 어렵다. 굳이 차이점을 들자면 국산은 대체로 알이 작은 편이고 모양이 약간 길쭉하며 잔주름이 적은 대신 골이 깊게 패여 있다. 또한 호두 고유의 향미를 담뿍 담고 있어 고소하고 담백하며 과육의 충실도가 높다. 국산은 속살이 노랗고 윤이 나지만 수입산은 색깔이 검은 편이다.

호두는 식용과 약용으로 이용되는데 영양가가 풍부하고 소화 흡수가 잘 되므로 중병을 앓고 난 환자의 회복식으로 좋고 불면증이나 신경쇠약 환자에게도 유용하다.

몸이 허약하거나 정력이 부족한 사람에게는 호두로 죽을 쑤어주면 좋다. 그러나 과식하면 소화 기능에 장애를 주어 속이 메스꺼워지는 수도 있으므로 유의해야 한다. 호두죽보다 더 효과가 좋은 것이 호두홍조죽이다. 이것은 호두죽에 '홍조(紅棗. 대추)'라는 한약재를 추가한 것으로 소화를 도와주는 역할과 함께 보혈 작용도 한다.

◉ 자양강장제 잣죽

잣나무는 해송, 유송, 오엽송, 과송 등의 여러 이름으로 불린다. 잣나무의 열매 또한 실백, 송자, 해송자, 백자 등 다양하게 불리고 있다. 잣은 기름기가 많아 풍미가 좋고 고소함이 특별하다. 일본, 중국, 만주, 시베리아, 아무르 지방 등에서 재배되지만 원산지는 우리나라로 알려져 있다. 주로 한강 이북 지역에 많이 분포하는데 특히 가평군 일대에서 많이 나고 한랭한 깊은 산골짜기에서 잘 자란다. 봄이 지나면 영양가가 떨어진다. 약용으로 쓸 경우에는 주로 볶아서 사용한다.

잣은 지방 70%, 단백질 16%, 탄수화물 11.7%, 각종 비타민 및 아연, 동, 니켈 등의 미량원소로 구성되어 있다. 또한 철, 인 등도 풍부하고 올레산, 리놀산, 리놀레인산 등의 불포화지방산이 많다. 천연의 혈압 강하제, 피부미용제라 해도 손색이 없다. 또한 동맥경화 및 중풍 예방은 물론 혈압을 내려주며 뇌신경이 약할 때도 도움을 준다. 빈혈, 변비, 마른기침, 불면증, 정력 감퇴 등에도 탁월한 효능을 보인다.

잣은 지방이 많은 반면 칼슘이 적기 때문에 한 번에 다량 섭취하는 것은 피해야 한다. 상복할 경우에는 미역, 다시마, 우유 등 칼슘 식품을 곁들여 먹는 것이 좋다. 지방이 많으므로 비만한 사람이나 대변을 묽게 보는 사람들 역시 주의해 섭취해야 한다. 그래서 잣은 수척하고 피부가 건조하며 대변이 굵게 나오는 사람에게 최상의 식품이다.

계절별로 보자면, 여름철에 식욕부진으로 힘이 없는 샐러리맨들의 원기를 보강해주는 데 잣은 최상의 식품이다. 겨울철 피부 건조로 인한 가려움증으로 고생하는 사람들도 잣을 소량씩 꾸준히 섭취하면 피부에 윤기가 흐르고 영양 상태도 좋아지는 효과를 볼 수 있다. 한의학에서는 폐의 기능이 좋지 않아서 피부가 거칠고 건조해진다고 본다. 잣은 폐 기능을 튼튼하게 해주므로 피부에 윤기를 주고 피부 알레르기 개선에도 제격이다.

잣은 일종의 자양강장제라 할 수 있다. 기력을 채워주고 식은땀을 멎게 해주므로 기운이 없거나 병에 걸렸을 때 잣죽을 끓여 먹으면 좋다. 잣, 호두, 찹쌀을 같은 양으로 갈아 죽을 쑤어 먹으면 기침에 효과가 좋고, 변비가 있을 때는 호두와 삼씨를 같은 양으로 섞어 꿀에 타서 먹으면 좋다. 우리 선조들은 집안에 환자가 생기면 잣죽을 쑤어 환자식으로 이용했고, 신경통이나 관절병 환자는 잣죽을 상식으로 활용하기도 했다. 그만큼 병중, 병후의 영양식품으로 인정을 받았던 것이다.

잣죽

· 재료 ·

잣 ⅓컵, 멥쌀 1컵, 소금 약간

· 만드는 방법 ·

1. 쌀을 불린 후, 물을 적당히 붓고 죽을 끓인다.
2. 잣은 깨끗이 씻어 물을 약간 넣고 믹서에 곱게 간다.
3. 쌀알이 약간 퍼질 때까지 죽을 끓이다가, 중간에 잣 간 것을 넣고 한소끔 더 끓인다.
4. 소금으로 간을 맞춘다.

근래에는 중국산 잣이 다량 수입되고 있는데 대체로 알이 굵지만 윤기가 떨어진다. 씨눈이 그대로 붙어 있고 먹을 때 바삭바삭한 느낌이 나며 뒷맛이 팁팁한 것 또한 특징이다. 이에 반해 토종 잣은 윤기가 나고 알이 작지만 크기가 균일하다. 또한 씨눈이 붙어 있지 않고 먹을 때 끈기가 있으며 뒷맛이 고소하다.

◉ 해독효과가 뛰어난 녹두죽

〈동의보감〉에 따르면 "녹두는 성질이 차고 맛은 달면서 독이 없고, 열을 내리고 부은 것을 삭히며 기를 내리고 소갈증을 멎게 한다."고 한다. 〈식료본초(食療本草)〉에는 "녹두는 원기를 보해주고 오장의 기운을 조화시키며 정신을 안정시킨다."라고 기록되어 있다.

옛말에 "녹두는 백 가지 독을 푼다."고 할 만큼 해독작용이 강하다. 이 때문에 큰 병을 앓고 난 환자에게 녹두죽을 쑤어 먹이곤 하였다.

녹두를 이용한 음식이 우리나라만큼 발달한 나라도 없다. 우리에게 친숙한 청포묵, 숙주나물뿐만 아니라 녹두죽, 녹두빈대떡, 녹두밥, 녹두차, 녹두주 등 다양하다. 녹두로 만든 음식은 소화가 잘 되며 몸의 열을 내려주는 것이 특징이다.

녹두에는 필수 아미노산과 불포화지방산이 풍부해 소화를 돕기 때문에, 입안이 깔깔하고 쓴맛이 느껴지면서 식욕이 없을 때 입맛을 돋우는 음식으로 적당하다. 입술이 마르고 입안이 헐 때나 열이 많아서 변비가 심할 경우, 그리고 더위 먹었을 때와 아토피가 심한 경우에도 녹두로 죽을 쒀 먹으면 효과를 볼 수 있다. 큰 병을 앓고 난 후 원기를 회복할 때, 땀띠가 나거나 여드름 또는 각종 피부질환이 있을 때도 좋다. 체내에 축적된 노폐물을 제거하는 해독작용을 해주므로 종기 등의 피부병 치료에도 좋으며, 몸 안의 열을 다스려 해열작용을 하고 설사를 그치게 하는 효능도 있다.

이 밖에도 녹두에는 섬유소가 많아 변비와 다이어트에 좋으며 메티오닌, 트립토판, 시스틴 같은 아미노산은 적은 대신 류신, 라이신, 발린 등의 필수아미노산이 풍부해 성장기 아동의 발육에 도움을 준다.

녹두는 성질이 차기 때문에 녹두 가루 또는 녹두 삶은 물은 열을 가라앉히는 데 효과적이다. 여름철 땡볕에 그을리고 거칠어진 피부나 여드름이 잔뜩 성나 있거나 몸의 열기 때문에 솟아오른 종기를

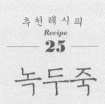

녹두죽

· 재료 ·

멥쌀 1컵, 녹두 2컵, 소금 약간

· 만드는 방법 ·

1. 쌀은 물에 불린 후 건져둔다.
2. 녹두를 씻어 건져서 7~8배의 물을 붓고 푹 삶는다. 껍질이 쉽게 벗겨지고 녹두알이 쉽게 뭉개질 정도로 삶아야 한다.
3. 녹두를 건져 체에 내려 껍질을 제거한 후 앙금을 가라앉힌다. 녹두 껍질을 제거할 때, 새 물을 추가하지 말고 같은 물로 계속 헹구고 마지막에 새 물로 헹궈야 녹두의 구수한 맛이 살아난다.
4. 녹두 삶은 물과 앙금의 윗물을 섞어 씻어둔 쌀을 넣고 죽을 끓인다.
5. 쌀알이 익어 퍼지면 녹두 앙금을 함께 섞어 한소끔 더 끓여 완성한다.

진정시킬 때 녹두가루 갠 것을 바르거나 녹두 삶은 물을 피부에 바르면 효과가 좋다.

녹두는 그 찬 성질로 인해 혈압을 내리고 숙취를 해결하고자 할 때는 좋지만, 몸이 냉한 사람이나 혈압이 낮은 사람은 먹지 않는 것이 좋다. 반대로 속에 열이 많아 화를 잘 내고 가슴이 답답한 소양인은 숙주나물이나 녹두죽, 녹두 빈대떡 등을 늘 가까이하는 것이 좋다.

중국산 녹두는 알이 굵고 껍질을 벗기면 면이 거칠다. 색은 연한 녹색을 띠고 윤기가 별로 없다. 이에 반해 국산 녹두는 진한 녹청색을 띠고 있으며 윤기가 흐른다. 특히 껍질을 벗겨보면 면이 곱다. 녹두는 잘 밀봉해 냉동 보관해야 해충을 방지할 수 있다.

◉ 비만에 효과 좋은 팥죽

팥은 한자로 '소두(小豆)' 또는 '적두(赤豆)'라고 부른다. 메주나 콩나물을 만드는 콩인 대두에 대비되는 개념으로 '작은 콩'이나 '붉은 콩'으로 불린 것이다. 이렇듯 팥과 콩은 사촌지간이라 할 수 있다. 특히 팥은 일상적인 식탁보다는 세시풍속 속에서 그 진가를 발휘해 왔다. 동지팥죽이나 시루떡, 기타 떡고물 등 명절이나 제사 때 흔히 볼 수 있는 음식에는 팥이 자주 사용되었다.

팥은 선명한 붉은 빛을 띠고 있어 예로부터 주술적인 목적으로 사용되었다. 붉은색은 양(陽)의 색깔로 귀신을 쫓는 힘을 가지고 있다고 인식되기 때문이다. 일반 민가에서는 동짓날 팥죽을 쑤어 먹었다. 비단 동짓날뿐만 아니라 동네에서 초상이 나면 상가에 팥죽을 쑤어서 가지고 갔으며 이사할 때도 팥죽을 쑤었다. 특히 명절 때나 고사를 지낼 때 상에 올리는 시루떡에는 팥고물이 사용된다. 이것도 앞에서 말한 주술적 의미로 사용된 것이다.

팥은 중국에서 들어온 1년생의 곡물이다. 〈동의보감〉에는 "팥은 진액을 쫓고, 수기(水氣)와 각기(脚氣)의 약을 처방하는 데 가장 중요한 수(水)를 움직이고 기(氣)를 통하게 하며, 비(脾)를 고르게 씻어주는 약으로서 오래 먹으면 검게 여의고 마른다."라고 기록되어 있다.

팥에는 단백질, 지방, 탄수화물, 비타민 A, 비타민 B_2, 비타민 C, 칼슘, 인, 철 등의 영양소가 함유되어 있다. 이뇨 효과가 뛰어나 심장성, 신장성 부종이나 간경변의 복수, 각기로부터 오는 하퇴부 부종 등의 보조 치료제로 사용된다. 그러나 마른 사람이나 속이 냉한 사람은 장기간 복용하지 않는 것이 좋다. 팥죽을 만들 때에는 팥을 반나절 동안 물에 담가 부드럽게 한 후에 조리하는 것이 좋다.

팥에는 단백질 38%, 지방 10%, 탄수화물 25%, 그리고 비타민과 미네랄이 들어 있다. 단백질 중에는 라이신(lysine)과 트립토판(tryptophan)이라는 필수 아미노산이 풍부하게 들어 있다. 밭에서 나는 고기라는 콩 다음으로 좋은 단백질 보급원으로 평가된다.

팥에는 해독 작용이 있어서 위장의 염증을 다스리는 데 도움이 된다. 또한 팥의 사포닌 성분은 체내에서 노화를 촉진시키는 과산화지질(過酸化脂質)의 생성을 억제하고 용해시키는 작용을 하므로, 노화를 방지하고 동맥경화증을 예방하기도 한다.

팥은 곡류로서는 드물게 비타민 B_1이 풍부하다. 비타민 B_1이 부족하면 당질 대사가 원활하지 않아 몸 안에 피로물질이 쌓이게 되므로 식욕이 떨어지고 피로하며 잠이 오지 않고 기억력까지 감퇴된다. 밥을 지을 때 팥을 섞어 먹으면 이뇨, 피로 회복, 기억력 증진 등에 효과가 좋으므로 정신노동을 많이 하는 직장인이나 수험생들에게는 팥밥을 올리는 것이 좋다.

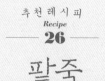

팥죽

· 재료 ·

팥 3컵, 쌀 1컵, 찹쌀가루 1컵 반, 따뜻한 물 ⅔컵, 물 4L, 소금 약간

· 만드는 방법 ·

1. 팥은 씻어 이물질을 제거한 후, 물을 넉넉하게 부어 하룻밤 불려둔다.

2. 팥을 냄비에 담아 한소끔 끓인 후, 물을 버리고 새 물을 넣어 2시간 이상 중불에서 무르게 삶는다(팥 삶은 첫 물에는 쓴맛을 내는 사포닌 성분이 많기 때문이다).

3. 삶아진 팥을 주물러 으깨 체에 걸러 껍질은 버리고 팥물을 받는다.

4. 팥물을 따로 받아 앙금을 가라앉힌 후, 윗물을 떠놓는다.

5. 솥에 불려놓은 쌀과 윗물 받은 것을 넣고 팥죽을 끓이다가, 가라앉은 팥 앙금을 넣고 저어가며 끓인다.

6. 찹쌀가루에 소금 약간을 넣고 익반죽하여 새알을 빚는다.

7. 팥죽에 새알을 넣고 끓이다가 새알이 떠오르면 소금으로 간을 해 완성한다.

팥은 국내에서 생산되지만 중국, 태국 등지에서도 수입된다. 수입산 팥은 국내산에 비해 대체로 알이 잘다. 특히 색깔에서 뚜렷한 차이가 나기 때문에 쉽게 구별할 수 있다. 수입산은 색깔이 검붉을 정도로 진한 반면, 국내산은 알이 굵고 붉은색이 옅으면서 선명한 것이 특징이다.

◉ 윤기 나고 찰기 있는 율무쌀죽

율무는 생긴 모양이 보리쌀과 비슷하나 보리보다는 알이 굵고 통통하다. 보리와 마찬가지로 율무로는 밥과 죽을 지어 먹을 수 있으며 껍질째 볶아 차로 마실 수도 있다. 뿐만 아니라 미숫가루를 만들어 간식으로 먹어도 좋으며 떡과 빵의 재료로도 사용된다. 율무는 우리나라에 전래될 당시부터 약용식물로만 인식된 데다가 전래 과정에서 귀양 식품으로 오해받아 처음부터 인기가 많지는 않았다.

〈식료본초〉나 〈명의별록〉 같은 고서에는 "율무는 빼어난 자연식품으로서 노후의 신경통이나 근육통, 풍병 걱정을 덜게 하고 오래 먹으면 몸이 가볍고 체력이 강해진다."라고 쓰여 있다. 또 근육과 뼈 조직을 튼튼히 하고 사지의 마비를 막으며 위장을 튼튼히 하는 것으로 알려졌다. 특히 율무의 껍질 층에는 글루텐 성분이 들어 있는데, 이것이 부종을 없애고 피부병을 막아주므로 거칠게 도정한 율무쌀을 달여 먹거나 혹은 생식하는 것이 바람직하다. 다른 곡물과 마찬가지로 율무 역시 희게 도정하면 영양 손실이 크다는 의미다.

율무는 체내 노폐물을 제거하는 효과와 아울러 항산화 효과가 있어 활성산소를 제거해 노화를 예방한다. 이뇨작용을 하므로 신장 기능 저하로 인한 부종에도 좋다. 수분 대사를 촉진해 노폐물이 축적되는 것을 막고 신진대사를 촉진해 칼로리 소비를 높여준다. 또한 쌀에 비해 칼로리가 낮아 당뇨병 환자들의 치료에도 도움이 된다. 장운동을 촉진하는 덱스트린 성분을 함유하고 있어 장을 청소하고 튼튼하게 하는 데도 효과를 볼 수 있다.

율무에는 루테인이 풍부해 눈 건강에 좋고, 단백질과 비타민 E도 많이 함유되어 노년기 시력 감퇴를 막아준다. 또한 혈관에 쌓여 있는 지방을 배출하고 혈관 속 노폐물을 제거해주므로 고혈압 예방에도 좋다.

율무는 단백질 함량이 15%로 매우 높고 대사를 돕는 비타민 B₁, B₂, 나이아신도 풍부해 단백질의 체내 이용을 촉진하므로 근육 형성에 도움이 된다. 영양 구성으로 보면 전분이 가장 많지만 단백질, 지방, 인 및 각종 비타민이 고루 들어 있다. 영양 밸런스가 뛰어난 율무는 쌀에 비해 철분은 5배, 칼슘은 2배 많이 함유하고 있다. 그 외에도 양질의 섬유질, 단백질, 비타민 B, 비타민 E, 리놀산, 탄수화물 등이 들어 있어 영양 구성이 우수한 곡물로 평가된다.

율무는 식이섬유가 많아 위장 기능을 강화함으로써 위염과 위궤양 등에도 도움을 주고 폐의 기운을 열어주는 효과도 있다. 환자들에게 율무로 죽을 쑤어 먹이면 소화 기능이 항진되고 원기를 도우며 근육의 활동을 원활케 한다. 또 술을 빚어 장복하면 신경통, 각기병에 효과를 볼 수 있다. 율무는 소화가 잘 되는 편인데 반 컵 정도가 적당한 양이다. 밥을 지어 꼭꼭 씹어 먹거나 가루 형태로 만들어서 먹으면 된다.

율무죽은 율무와 백미를 섞어 죽을 쑨 것인데 아침저녁으로 따뜻하게 먹으면 좋다. 단, 수척하거나 피부가 건조하고 변비 증세가 있는 사람은 피해야 한다. 율무죽을 끓일 때는 껍질째 썬 고구마나 강판에 간 당근을 함께 넣어 끓이면 맛도 좋고 영양도 좋아진다.

◉ 노화 예방에 좋은 닭죽

닭은 성질이 따뜻하고 맛이 달아 인체를 보하는 식재료이다. 닭은 단백질 이외에 지방, 비타민 A, 비타민 E, 비타민 B군, 니코틴산, 칼슘, 인, 철분 등을 두루 함유하고 있다. 한방에서도 닭고기는 맛이 달고 인체를 따뜻하게 하며, 정기를 보하고 골수혈을 증가시키는 등의 효용이 있다고 설명한다. 닭의 영양 성분을 보면 풍부한 단백질(약 23.3%)이 단연 눈에 띈다. 닭의 뼈 속에 있는 히알루론산이라는 물질은 신체의 노화를 막아주는 중요한 역할을 하므로 닭고기를 먹으면 노인성 관절염, 변형성 관절염, 백내장, 피부의 노화 예방에 효과적이다.

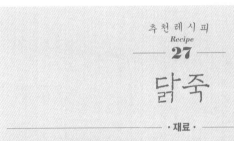

추 천 레 시 피
Recipe
—— **27** ——

닭죽

———— · 재료 · ————

닭뼈 1마리분(보통 5~10인분), 백미 적당량, 생강, 파, 당근, 양파

———— · 만드는 방법 · ————

1. 쌀은 씻어서 불려놓는다.
2. 큰 냄비에 7할 정도의 물을 붓고 잘 씻은 닭뼈를 넣는다.
3. 냄비에 생강 얇게 썬 것, 파, 당근, 양파를 모두 넣고 약한 불로 1시간 이상 삶는다.
4. 잘 삶아지면 체나 삼베로 국물을 거른다.
5. 걸러낸 국물에 불려둔 쌀을 넣고 닭죽을 쑨다.

* TIP: 반드시 계두(계관 포함)를 함께 넣는 것이 좋다.

밥의 변신, 죽 · 식혜 · 선식

닭죽은 노화나 노인성 질환을 막아주는 건강 음식이다. 몸이 건강하고 감기로 열이 있다면 조금 묽게 먹는 것이 좋다.

◉ 장수 마을의 주식, 옥수수죽

옥수수의 원산지는 아시아로 단백질, 지방, 전분, 칼슘, 인, 마그네슘, 철, 비타민 B_1, 니코틴산, 판토텐산, 비오틴 등 영양가가 풍부하다. 특히 마그네슘이 다량 들어 있어 암세포 증식을 억제해주므로 몸이 허약한 사람들이 자주 먹으면 좋다. 불포화지방산이 풍부해 콜레스테롤의 흡수를 막아주어 순환계 질환을 예방하는 데도 탁월하다.

옥수수에는 뇌 조직 속의 암모니아를 분해하는 역할을 하는 글루타민산이 함유되어 뇌 건강에도 좋다. 옥수수죽을 장복하면 노인성 심장순환계 질환이나 암을 예방해주는 효과를 볼 수 있다. 백미로 죽을 쑨 다음, 옥수수 분말을 뜨거운 물에 반죽한 것을 조금씩 떠서 넣으면 쉽게 끓일 수 있다. 죽을 쑬 때는 물을 약간 많다 할 정도로 잡아야 한다.

🍚 모두가 좋아하는 발효음료, 식혜

중국 주나라 때의 책 〈예기(禮記)〉에는 상류 계층이 마시는 청량음료의 하나로 감주, 단술에 대한 얘기가 나오는데 이것이 식혜의 기원이다. 우리나라에서는 1940년경 나온 문헌인 〈유문사설〉에 처음 등장한다. 식혜는 보통 단술, 감주라고 부르나 밥알을 띄워서 먹는 것을 식혜라 하고, 다 삭은 것을 끓여서 밥알은 건져내고 물만 먹는 것을 감주라고 구별하기도 한다.

식혜는 우리나라를 대표하는 기호성 음료로, 한국인이라면 누구나 달고 시원한 식혜를 좋아한다. 식혜는 첨가하는 재료에 따라 다양하게 만들 수 있는데, 유자즙을 넣으면 새콤하게 즐기는 유자식혜, 끓인 호박물을 넣으면 달고 깊은 맛이 어우러진 호박식혜가 된다. 색다른 식혜로는 안동식혜가 있다. 안동식혜는 찹쌀에 무와 배를 넣고 생강즙과 고춧가루물, 맥아즙을 넣어 발효시킨 것인데 매운 맛, 시큼한 맛, 단맛이 모두 나는 음청류라 할 수 있다.

식혜를 만드는 과정에서 보리를 발아 건조시킨 후 생기는 말타아제(maltase) 효소가 생성되는데, 이것이 쌀의 전분을 말토오스(maltose) 상태로 분해시켜 준다. 또한 섬유질이 풍부하게 함유되어 있어 위에서는 소화를 돕고, 소장에서는 요구르트와 같은 작용을 한다. 또한 프로테아즈 인히버터(protease inhibitor), 항산화제와 같은 항암 성분이 함유되어 있고, 체내에서 부패를 막아주는 물질이 들어 있어 약용으로서도 가치 있는 음료이다. 식혜의 맛은 엿기름가루가 결정하는데, 여기에는 당화효소인 아밀라아제가 다량 함유되어 있어 이것이 밥에 작용해서 글루코스 등을 생성한다.

식혜는 발효음식이기 때문에 장의 운동을 촉진시켜 소화에 도움을 주고 냉한 몸을 따뜻하게 보해준다. 반면 열이 많은 사람은 몸을 식혀주어 다이어트나 숙취 해소에 좋다. 특히 식이섬유가 풍부해 동맥경화를 막아주고 혈압을 안정시킨다. 식혜는 여성에게 좋은 음식인데 체내 멍울을 삭히는 효과가 있어 출산 후 유방통에 효과적이다. 그러나 식혜의 엿기름이 젖을 말리는 작용을 하기 때문에 임산부가 많이 먹으면 좋지 않다.

식물섬유가 풍부한 식혜는 변비 치료와 대장암 예방에 좋다. 시판되는 섬유 음료보다 더 많은 섬유질을 함유하고 있다. 식혜의 단맛과 향은 엿기름에 들어 있는 당화효소의 작용 때문인데, 찹쌀이나 밥이 삭으면서 맥아의 독특한 맛이 생기는 것이다.

〈규합총서〉에 나온 식혜 만드는 법은 다음과 같은데 요즘 방법과 크게 다르지 않다.

1. 좋은 쌀을 옥같이 씻어 시루에 찌되 잘 익힌다.
2. 솥뚜껑을 시루 위에 젖혀놓고 숯불을 담아 위까지 고르게 익게 해 항아리에 넣는다.
3. 엿기름가루를 더운 물에 담고 한참 두었다가 체에 맑은 물을 받아 그 물을 밥이 잠길 만큼 넣고 종이로 봉해 온돌에 둔다.
4. 가령 초저녁에 두면 새벽 2시경에 내어놓아 익히고 냉수에 꿀을 섞어 항아리에 붓는다. 대추, 밤, 백자, 배 등을 넣으면 맛이 산뜻하다.

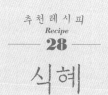

식혜

· 재료 ·

엿기름 400g, 쌀 750g, 물 4L, 설탕 1컵

· 만드는 방법 ·

1. 불린 쌀로 밥을 짓는다. 이때 밥물은 평상시 양에서 1/5 가량 적게 잡아 고두밥을 짓는다.

2. 볼에 엿기름을 넣고 4L의 물을 2~3번에 나누어 붓는다. 뿌얀 물이 나올 때까지 손으로 엿기름을 조물조물해서 짜낸다.

3. 2.를 체에 걸러 액체를 받아낸 다음 3시간 정도 그대로 두어 찌꺼기를 가라앉힌다.

4. 고두밥에 찌꺼기를 걸러낸 3.을 붓는다.

5. 4.에 설탕을 넣고 잘 섞은 다음 전기밥솥의 보온 기능으로 4시간 가량 삭힌다.

6. 발효가 잘 되어 밥알이 동동 뜨면 냄비에 넣고 거품을 걷어내면서 팔팔 끓인다.

7. 기호에 따라 설탕을 추가한다.

🍚 여러 가지 곡물을 믹스한 영양제, 선식

한방에서는 가루약을 산제(散劑)라고 하는데, 한자의 뜻 그대로 흩어지는 효과가 강하다. 따라서 체했을 때, 소변이 잘 안 나갈 때, 열이 뭉쳤을 때, 찬 기운이 뭉쳤을 때는 탕약이나 환약보다 가루약의 형태가 더 큰 효과를 볼 수 있다. 그래서 여름철에 뭉친 열을 흩어놓기 위해 곡류를 가루 낸 미숫가루를 먹는 것이다. 여름철 미숫가

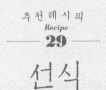

추 천 레 시 피
Recipe
29

선식

· 재료 ·

현미 율무, 현미 찹쌀, 보리쌀, 팥, 검은콩, 차수수, 차조, 기장, 검은 깨, 들깨, 구기자, 생 산
약, 연자육

· 만드는 방법 ·

1. 현미 율무는 깨끗이 씻어 물에 담갔다가 하룻밤 불려 율무 특유의 냄새와 맛을 뺀다.
2. 다음날 소쿠리에 일어 건진 다음 한 번 쪄낸다. 그런 후 말려서 껍질과 돌을 가려낸다.
3. 현미 찹쌀은 깨끗이 씻어 하룻밤 물에 불려 쪄내서 말린 다음 볶는다.
4. 보리쌀은 씻어 소쿠리에서 물기를 빼고 한 번 쪄낸 다음 살짝 볶는다.
5. 팥은 씻어 하룻밤 물에 담가 불린 후 쪄낸다.
6. 검은콩은 씻은 후 세 번 쪄서 말린 다음 볶는다.
7. 차수수, 차조, 기장은 각각 씻어 일고, 하룻밤 물에 담가 불린 후 쪄서 말린다. 말리고
   다시 쪄서 말리고, 이런 식으로 9번 찐다.
8. 검은깨, 들깨도 각각 씻어 물기를 빼고 9번 쪄낸 다음 살짝 볶는다.
9. 구기자, 생 산약, 연자육은 재빨리 씻는다. 특히 구기자는 생산 과정에서 농약을 많이
   사용한다는 점을 잊지 말고 잘 씻어서 제거해야 한다. 준비한 재료를 각각 쪄서 말린다.
10. 위의 13가지 재료를 고루 섞어 빻는다. 잘 보관하면 1년 내내 건강에 도움이되는 선식
    을 먹을 수 있다.

루를 먹으면 속까지 시원한 느낌이 든다. 소화가 안 될 때에 밥을 먹
으면 체할 것이 염려되어 쌀가루로 미음을 만들어 먹는 것도 같은
이유에서다.

　노화는 몸의 정혈(精血)이 말라들어 가는 과정이므로 나이가 들면
정혈을 보충하는 것을 기본으로 해야 한다. 그런데 미숫가루는 이처

럼 흩어 놓는 성질이 강하기 때문에 나이 드신 분들은 몸 상태나 계절에 따라 일시적으로 섭취하는 것이 좋다.

선식(禪食)을 식사 대용으로 할 때는 미음을 끓여 마시는 것이 좋은데 여기에 우유를 첨가하면 맛이 한결 좋아진다. 선식은 당뇨병의 식이요법 및 다이어트에도 효과적이다. 음료처럼 마실 때는 설탕 대신 꿀을 사용하면 여름철 기력 보강에 좋고, 신물이 오르내리지 않아 좋다.

• 참고문헌 •

─────────── **Part 01** ───────────

1. 『쌀과 식생활 』, 김화님 저, 한국농어촌공사, 2002년
2. 『혼식(魂食)과 미분(米粉)방정식-민족의 음식, 쌀과 쌀가루로 만드는 건
   강한 먹거리』, 농촌진흥청, 2017년
3. 『쌀 소비실태에 따른 국민건강 상태의 변화』, 김영옥 저, 식품산업과 영양,
   2008년
4. 『건강클리닉_쌀에 대한 소고』, 허근 저, 대한양계협회, 2016년
5. 『쌀 수급 동향 및 안정 방안』, 김태훈 외 저, 한국농촌경제연구원, 2016년
6. 『한국형 식문화 특성을 반영한 쌀 소비 활성화 전략 연구』, 조미숙 저, 이
   화여자대학교, 2016년
7. 『쌀의 세계사』, 사토 요우이치로 저, 김치영 역, 좋은책 만들기, 2014년
8. 『기능성 쌀의 과학』, 류수노 저, 에피스테메, 2014년
9. 『쌀을 먹어야 하는 이유 40가지』, 최진호 저, 철학과현실사, 2003년
10. 『벼와 쌀1』, 한국쌀연구회 저, 에피스테메, 2010년
11. 『쌀은 우리에게 무엇이었나』, 국사편찬위원회 저, 두산동아, 2009년
12. 『쌀』, 최선호 저, 김영사, 2004년
13. 『쌀 다이어트(밥에 숨겨진 살 빠지는 미라클)』, 쓰지노 마사유키 저, 위정
    훈 역, 어바웃어북, 2011년
14. 『쌀과 문명(쌀에서 찾은 인류 문명의 발자취)』, 피에르 구루 저, 김길훈
    외 1명 역, 푸른길, 2010년
15. 『쌀박물관(겨레의 삶과 땀과 혼이 담긴)』, 이성아 글, 서원종 그림, 푸른
    나무, 2004년

1. 『국내 치매 노인 유병률 현황과 위험요인』, 조맹제 저, 보건복지포럼, 2009년

2. 『장수와 치매의 예방』, 전진숙 저, 고신대학교, 2009년

3. 『혈관성치매 예방을 위한 연구: 고양시 기혼자를 중심으로』, 장용순 저, 동국대학교, 2004년

4. 『치매예방 치료 레크레이션 무용동작(TRDM)과 식이요법이 노인의 당뇨, 고혈압, 고지혈증의 예방과 치료에 미치는 영향』, 백영호 저, 부산대학교, 2000년

5. 『노년층의 생리적 변화에 의해 나타날 수 있는 질환별 영양지원관리 연구』, 한가영 저, 동덕여자대학교, 2010년

6. 『생활환경과 연령 증가가 한국인의 식생활 상태 및 인지기능에 미치는 영향』, 강혜경 저, 이화여자대학교, 2001년

7. 『치매 당신도 고칠 수 있다』, 양기화 저, 중앙생활사, 2017년

8. 『치매 예방과 치료법』, 현대건강연구회 저, 태을출판사, 2018년

9. 『치매, 음식이 답이다(치매를 예방해주는 48가지 뇌 건강식)』, 한설희 저, 싸이프레스, 2014년

10. 『본인과 가족이 함께하는 치매 예방과 대처법』, 허근/김지연 저, 공동체, 2017년

11. 『치매, 알면 이긴다』, 우라카미 가쓰야 저, 이해영 역, 기파랑, 2015년

12. 『치매, 고치고 예방하는 식생활 습관』, 곽기홍 저, 건강신문사, 2016년

1. 『밥과 쌀에 대한 의문: 질문과 답Q&A: 사람들이 알고 싶어 하는 쌀의 모든 것』, 고교소자 저, 농촌진흥청 작물과학원, 2007년

2. 『소비의 구조적 변화와 수요함수 추정: 한국의 곡류와 육류 소비를 중심으로』, 사공용/김태균 저, 농촌경제, 1994년

3. 『잡곡의 유통 실태 조사 분석』, 성명환 저, 수시연구보고서, 2011년

4. 『잡곡 프로젝트 진단·분석을 통한 잡곡 수출 가능성 검토 연구』, 정보농촌진흥청, 2011년

5. 『잡곡산업의 전망과 부가가치 향상 방안 심포지엄』, 농촌진흥청, 경북세계농업포럼, 2010년

6. 『잡곡산업 활성화 심포지엄』, 농촌진흥청, 국립식량과학원, 2009년

7. 『잡곡류 건강기능성 물질 탐색, 평가 및 산업화 기술 개발』, 정일민 저, 건국대학교, 2010년

8. 『잡곡은 약곡이다』, 박철호/김현준 외 3명 저, 진솔, 2015년

9. 『전통곡류식품』, 권기대/김미환 외 3명 저, 보성, 2006년

10. 『잡곡의 과학과 문화』, 박철호/박광근 외 2명 저, 강원대학교출판부, 2008년

11. 『곡물 수첩(내 몸을 위해 챙겨 먹는 52가지)』, 김정숙 저, 우듬지, 2014년

12. 『채식밥상 40가지』, 최성은 저, 살림LIFE, 2009년

13. 『동의보감 음식궁합(함께 먹으면 약이 되는)』, 자연식생활연구회 저, 아이템북스, 2012년

14. 『기적을 낳는 현미』, 정사영 저, 시조사, 1988년

15. 『현미건강법』, 오래장리 저, 실업지일본사, 1974년

16. 『현미식의 추천(건강식백과5)』, 하야우미(고오노도모미) 저, 보육사, 1985년

17. 『경이의 현미효소』, 안달윤 저, 다이나믹스세라-즈, 1982년

──────────────── **Part 04** ────────────────

1. 『식재료 사전(영양가 있는 재료로 건강하게)』, 히로타 다카코 저, 김선숙
   역, 성안당, 2017년
2. 『알고 먹으면 좋은 우리 식재료 Q&A(사계절 제맛 내는 식재료)』, 윤숙자
   (연구기관 단체인)/최은희 외 1명, 지구문화사, 2010년
3. 『우리나라 전통 식재료의 영양과 건강기능성』, 이제혁/김명희 저, 공주대
   학교출판부, 2015년
4. 『면역력을 키워주는 식재료 BEST 66(한방의학 7000년 역사에 담긴 '약식
   동원'의 지혜를 모아 정리한 책)』, 진혜운 저, 이젠미디어, 2010년
5. 『우리 몸에 좋은 음식궁합수첩(210종의 식재료 분석과 음식궁합 205가
   지)』, 미우라 마사요/나가야마 히사오 저, 그린쿡, 2011년
6. 『동서양의 식재료와 조리법에 관한 연구』, 박민정 저, 초당대학교, 2014년
7. 『(세계로 나가는 한국의)전통음식: 한국전통음식학교 교재』, 농촌진흥청,
   2010년
8. 『쑥(艾)의 생리활성 물질과 이용』, 이성동/박홍현/김동원/방병호 저, 한국
   식품영양학회지

──────────────── **Part 05** ────────────────

1. 『실버용 건강 죽·음료 개발(충남지역 특산물 이용 가공 상품화 연구)』, 이
   정/이종국/조희제/조윤정/남윤규/우나리야/이종수 저, 충청남도 농업기
   술원, 2015년
2. 『보양과 치료효능 증진을 위한 고품질의 한방 기능성 죽 개발』, 양경미 저,

대구한의대학교, 2000년

3. 『가끔이지만 꼭 필요한 요리책』, 레시피 팩토리 라이브러리, 레시피팩토리, 2016년

4. 『쉽고 간편한 죽』, 이미자/김인자 외, 대원사, 2009년

5. 『영양이 가득한 죽』, 삼성출판사 편집부, 삼성출판사, 2005년

6. 『쌀의 새로운 가치』, 농촌진흥청, 2011년

7. 『한약재를 첨가한 식혜개발(전통식품 한장 접목 연구)』, 류지성/송영은/조홍기/김대향 저, 전라북도농업기술원, 2004년

8. 『먹으면 치료되는 한방 약죽 131가지』, 송효정 저, 국일미디어, 1996년

9. 『한방 약죽 52가지 특별한 방법』, 동의보감 한방연구회 저, 행복을 만드는 세상, 2006년